Ingeborg Freudenthaler
Der zufriedene Patient

Springer-Verlag Berlin Heidelberg GmbH

Ingeborg Freudenthaler

Der zufriedene Patient

Qualitäts- und Praxismanagement für den Arzt

Mit 45 Abbildungen

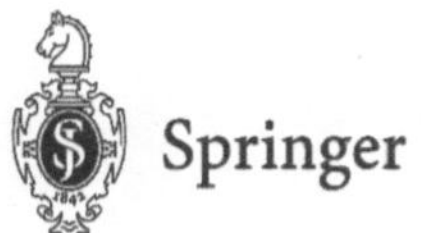

Springer

Ingeborg Freudenthaler
Institut für Managementberatung
Schießstand 8, A-6401 Inzing

Nachdruck 2003

ISBN 978-3-540-42909-8

Die Deutsche Bibliothek – CIP-Einheitsaufnahme
Freudenthaler, Ingeborg: Der zufriedene Patient: Qualitäts- und Praxismanagement
für den Arzt / Ingeborg Freudenthaler. – Berlin; Heidelberg; New York; Barcelo-
na; Hongkong; London; Mailand; Paris; Tokio: Springer, 2002

ISBN 978-3-540-42909-8   ISBN 978-3-642-55952-5 (eBook)
DOI 10.1007/978-3-642-55952-5

http://www.springer.de/medizin

Produkthaftung: Für Angaben über Dosierungsanweisungen und Applikations-
formen kann vom Verlag keine Gewähr übernommen werden. Derartige Angaben müssen vom jeweiligen Anwender im Einzelfall anhand anderer Literatur-
stellen auf ihre Richtigkeit überprüft werden.

Die Wiedergabe von Gebrauchsnamen, Handelsnamen, Warenbezeichnungen usw.
in diesem Werk berechtigt auch ohne besondere Kennzeichnung nicht zu der Annahme, dass solche Namen im Sinne der Warenzeichen- und Markenschutz-Ge-
setzgebung als frei zu betrachten wären und daher von jedermann benutzt werden dürfen.

Umschlaggestaltung: de'blik, Berlin

Gedruckt auf säurefreiem Papier   22/3111 – 5 4 3 2

Vorwort

Eine Episode – passiert im Jahr 1999. Ich war mit dem Mountainbike gestürzt und hatte mich am Knie verletzt. Alles war gut verheilt – geblieben war eine unschöne Narbe am Knie, die mich störte.

Ein paar Monate nach dem Unfall war meine Geduld, dass sich an der Narbe noch etwas gravierend verändern würde, zu Ende. Ich ließ mir einen der besten plastischen Chirurgen im Land empfehlen und vereinbarte einen Termin in dessen Privatpraxis. Doch schon dieses Unterfangen stellte sich als schwierig heraus – die Arzthilfe war nur selten erreichbar. Die Hartnäckigkeit meiner Sekretärin machte sich bezahlt (schließlich ging es um das Knie der Chefin) und ich bekam innerhalb von vierzehn Tagen einen Termin.

Ich war für 11:00 Uhr bestellt und erschien natürlich pünktlich. Nicht so der Chirurg – die Assistentin wurde um 11:20 Uhr schon nervös – wo blieb er denn? Endlich um 11:35 Uhr klingelte es und der Mann, der mein Knie wieder sehenswert machen sollte, erschien in lockerer Sportkleidung. Um 11:40 Uhr durfte ich in sein Sprechzimmer – die immerhin vierzigminütige Verspätung war ihm keine Entschuldigung wert.

Er begutachtete mein Knie, erklärte mir die Operation, die er vorhatte – meinte aber im selben Atemzug, dass er mir keinen Erfolg versprechen könne. Schöner würde es aber schon werden. Nach der Operation müsste ich mich drei Monate ruhig verhalten und dürfte natürlich keinen Sport betreiben. Auf meine Zwischenfrage, ob nicht auch die Verwendung eines Lasers Erfolg bringen könnte, reagierte er fast störrisch – er hatte keinen und dieser würde auch in meinem Fall nichts bringen. Daraufhin widmete er sich seinem Terminkalender und machte mir Vorschläge für den Operationstermin.

Nachdem ich sein Zuspätkommen und die nicht erfolgte Entschuldigung noch erstaunt zur Kenntnis genommen und mich allenfalls gewundert hatte, ob dies nicht Erziehungsgegenstand in seiner Kinderstube war, reichte es mir.

Sehr charmant erklärte ich ihm, warum er glaube, dass ich mich von ihm operieren ließe, wenn er mir keinen Erfolg zusagen könne und ich außerdem – als begeisterte Sportlerin – dann drei Monate

Ruhe geben müsste? Er reagierte fast verstört – offensichtlich passierte es ihm sehr selten, dass ein Patient widersprach. Er meinte, ich könne es mir ja noch überlegen. Ich wollte nicht unhöflich sein, sagte, das würde ich und verabschiedete mich freundlich.

Fasziniert ließ ich dann, als ich wieder im Auto saß, das Ganze Revue passieren. In welchem Wirtschaftszweig – außer im Gesundheitswesen – kann es einem Kunden passieren, dass man ihn, obwohl er bereit ist, einiges an Geld auszugeben (denn das wäre mir mein Knie wert gewesen) vierzig Minuten warten lässt und ihm dann etwas »verkaufen« will, von dem man selbst nicht genau weiß, was dabei heraus kommt.

Hat sich dieser Arzt jemals gefragt, was seinen Patienten alleine die Wartezeit kostet? Sicherlich nicht. Eines ist klar – die Zukunft wird er mit dieser Art und Weise nicht gewinnen. Und die Patienten der Zukunft werden sich in dieser Art und Weise nicht mehr behandeln lassen – sie werden die Auswahl haben, gerade bei Privatpraxen.

Aber auch bei den Arbeitgebern wird z.B. die Wartezeit, die die Mitarbeiter in den Arztpraxen verbringen müssen, immer mehr ein Thema werden. Was kann ein Mitarbeiter dafür, wenn er eine lange Wartezeit in der Praxis verbringen muss, nur weil der Arzt die Öffnungszeiten der Praxis nicht besser organisieren kann? Wer kommt für den volkswirtschaftlichen Schaden auf, der dabei entsteht?

Inzing, im März 2002   I. Freudenthaler

Hinweis zur Benutzung

Dieses Buch enthält zahlreiche Mustervorlagen für das Qualitätsmanagement in der Arztpraxis, die mit folgendem Symbol kenntlich gemacht sind:

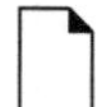

Verweise mit diesem Symbol, weisen auf Abbildungen hin, die Sie für die Nutzung in Ihrer Praxis aus dem Buch übernehmen können (*siehe Mustervorlagenverzeichnis*).

Inhaltsverzeichnis

Mustervorlagenverzeichnis

Um den Gebrauchswert dieses Buches für die praktische Anwendung von Qualitätsmanagement in der Arztpraxis zu erhöhen, haben wir zahlreiche Mustervorlagen abgedruckt, die Sie – oft nur mit geringen Anpassungen – übernehmen können.

Der Patient als Kunde

»Wir sind Handwerker – und wir haben unser Handwerk als Dienstleistung zu verkaufen« – diese Worte stammen aus dem Mund eines weltweit bekannten, sehr erfolgreichen Universitätsprofessors für Urologie.

Er hat recht. Die Zeiten haben sich geändert. Der Patient wird immer mündiger. Die medizinische Qualität setzt er voraus – was er aber zusehends immer mehr beurteilt, ist die Qualität der Organisation einer Praxis oder eines Labors. Wie lange muss er warten, bekommt er den gewünschten Termin, wie freundlich ist die Assistentin…

Es ist nicht mehr alleine die medizinische Qualität, die Praxen, Labors oder Gesundheitsorganisationen voneinander unterscheidet. Bei näherem Hinsehen sind es viele kleine Dinge, die im Gesamten den Erfolg ausmachen. Wie wäre es z.B. sonst zu erklären, dass die erfolgreichste Zahnarztpraxis der Schweiz in einem entlegenen, 1.600 Einwohner zählenden Dorf liegt? Anfahrtszeiten von zwei Stunden und mehr nehmen die Patienten in Kauf, um genau diese Praxis aufsuchen zu können.

Das Management der Qualität der Organisation ist im Gesundheitswesen zu einem zukunftsweisenden Thema geworden. Der Praxisinhaber ist Unternehmer. Gleich jedem anderen Unternehmer gilt auch für ihn, dass er sich ständig mit neuen Rahmenbedingungen und Herausforderungen auseinandersetzen muss. Der erfolgreiche Arzt der Zukunft kommt an qualitätssichernden Maßnahmen seiner Organisation nicht mehr vorbei.

Was ist eigentlich Qualität?

Qualität ist das Ergebnis sämtlicher Leistungen auf hohem Niveau zur Erfüllung der Erwartungen der Patienten (Kunden) des Arztes.

Qualität ist ein Synonym für gute Dienstleistungen, gute Führungskultur, gute zwischenmenschliche Beziehungen. Wir diskutieren über die Qualität des menschlichen Lebens gleich wie über die Qualität von Organisationen. Hier müssen wir differenzieren und zusammenhängen – aus unterschiedlich ausgeprägten Qualitäten ein Gesamtgefüge koordinieren. Damit managen wir die Qualität einer Organisation. Was hier kompliziert klingt, ist ganz einfach – Sie werden es beim Lesen dieses Buches feststellen.

Qualitätsprinzipien

Die Qualität jeder Organisation – auch jeder Arztpraxis – ist eine abstrakte Größe.
Der Erfolg jeder Organisation ist unbestritten mit Qualität verbunden. Die folgenden acht Prinzipien sind die Grundlagen modernen Qualitätsmanagements: Ein Quali-
tätsmanagementprinzip ist eine umfassende und grundlegende Regel oder Überzeu-
gung zur Führung und Leitung einer Organisation, mit dem Ziel ständiger, langfris-
tiger Verbesserung der Leistungen durch Konzentration auf die Kunden (Patienten),
während gleichzeitig die Bedürfnisse aller Interessenspartner angesprochen werden.

Prinzip 1 – Patientenorientierung
Organisationen (Praxen) hängen von ihren Kunden (Patienten) ab und sollten
daher gegenwärtige und zukünftige Bedürfnisse der Kunden (Patienten) verstehen, deren Anforderungen erfüllen und danach streben, deren Erwartungen zu übertreffen.

Prinzip 2 – Führung
Der Arzt und/oder Praxisinhaber bestimmt den Zweck und die Ausrichtung
der Organisation. Er schafft das interne Umfeld, das nötig ist, damit sich seine Mitarbeiter voll und ganz für die Erreichung der Ziele der Organisation
einsetzen können.

Prinzip 3 – Einbeziehung der Mitarbeiter
Die Mitarbeiter machen das Wesen der Organisation aus. Ihre vollständige
Einbeziehung ermöglicht es, dass sie ihre Fähigkeiten zum Nutzen der Orga-
nisation einsetzen.

Prinzip 4 – Prozessorientierter Ansatz
Ein erwünschtes Ergebnis lässt sich effizienter erreichen, wenn Tätigkeiten und
dazugehörige Mittel als Prozess geleitet und gelenkt werden.

Prinzip 5 – Systemorientierter Managementansatz
Erkennen, Verstehen, Leiten und Lenken von miteinander in Wechselbezie-
hung stehenden Prozessen tragen zur Wirksamkeit und Effizienz der Organisation beim Erreichen ihrer Ziele bei.

Prinzip 6 – Ständige Verbesserung
Die ständige Verbesserung der Gesamtleistung der Organisation stellt ein
permanentes Ziel der Organisation dar.

Prinzip 7 – Sachbezogener Ansatz zur Entscheidungsfindung
Wirksame Entscheidungen basieren auf der Analyse von Daten und Informationen.

Prinzip 8 – Lieferantenbeziehungen zum gegenseitigen Nutzen
Eine Organisation und ihre Lieferanten sind voneinander abhängig. Beziehungen zum gegenseitigen Nutzen sind für beide Seiten wertvoll und gewinnbringend.

Natürlich wird das eine oder andere Prinzip für Sie mehr oder weniger gelten – Tatsache ist, dass auch in der kleinsten Praxis etwas von jedem Prinzip wertvoll für die ständige Weiterentwicklung ist.

Qualitätsmanagement

Ganz einfach ausgedrückt ist Qualitätsmanagement ein Werkzeug, mit dem eine Organisation geführt werden kann. Wie jedes Werkzeug kann es richtig oder falsch verwendet werden. Gegner oder Zweifler von Qualitätsmanagement reden meist von schlecht eingeführten Systemen, ohne gute zu kennen.

Ein Qualitätsmanagementsystem umfasst die gesamte Organisationsstruktur, Verfahren, Prozesse und die erforderlichen Mittel für die Umsetzung und die Verbesserung des Qualitätsmanagements in der jeweiligen Organisation.

Es gibt eine Vielzahl von Regelwerken zum Qualitätsmanagement:
* weltweite Normen
* nationale Normen
* branchenspezifische Regeln
* firmenspezifische Regeln

ISO 9000ff

Die gängigsten und bekanntesten Normen sind die weltweiten Normen ISO (International Organization of Standardization) 9000ff. Die ISO-9000-Normen verlangen eine transparente Zuordnung von Verantwortung, Aufgaben, Kompetenzen und Ressourcen, die klar definierte Prozessabläufe bedingen. Der Schwerpunkt liegt in der Fehlerverhütung und in der kontinuierlichen Verbesserung aller Arbeitsprozesse.

Die vier Ebenen des Qualitätsmanagementsystems nach EN ISO 9000ff

Die Struktur des Qualitätsmanagement-Prozessmodells umfasst vier Hauptkategorien:

Verantwortung der Leitung
Darlegung des Qualitätsmanagementsystems, Qualitätspolitik, Ziele und Planung, Engagement und Beteiligung, Kommunikation, Management-Review, Beauftragter der obersten Leitung, Organisationsstruktur

Management der Ressourcen
Personal, Schulung, Ausbildung, Motivation, Personalentwicklung, EDV,
Information, Arbeitsumgebung, Finanzen

Dienstleistungsrealisierung
Management von Prozessen, Einkauf, Geräte- und Prüfmittel

Messung, Analyse und Verbesserung
Messung der Kundenzufriedenheit, prozessbezogene Messungen, Lenkung
von Fehlern, Analyse und Daten, Interne Audits, Verbesserungen, Korrekturmaßnahmen, Vorbeugungsmaßnahmen

Auf die Anforderungen dieser Norm gehe ich in diesem Buch ein.

Total Quality Management

Ein weiteres Qualitätsmanagementsystem ist das EFQM-Modell – es handelt sich
dabei um ein Modell in Richtung TQM (Total Quality Management). Dieses Modell
ist sehr empfehlenswert für Organisationen, die sich schon seit einigen Jahren mit
Qualitätsmanagement beschäftigt haben und einen großen Schritt in Richtung Business Excellence weitergehen wollen. Leider wird der Begriff TQM von vielen Personen geradezu inflationär verwendet. Immer wieder treffe ich auf Berater, die keine
Ahnung haben, was TQM eigentlich ist, die aber TQM an Kunden »verkaufen«.
Meistens ist das, was sie anbieten, nur eine abgespeckte Version des ISO-9000er-
Modelles.

Richtig angewendet ist TQM ein hervorragendes ganzheitliches Instrument zur
Steuerung einer Organisation. Zweifelsohne fordert es aber eine sehr hoch entwi-
ckelte Kultur in der Organisation. TQM ist eine Philosophie und eine Einstellung
und orientiert sich immer an den Besten – nicht nur einer Branche, sondern auch –
wo es Sinn macht – branchenübergreifend.

Die Implementierung von TQM in eine Organisation dauert naturgemäß länger
als die Einführung eines Qualitätsmanagementsystems nach ISO 9000ff. Ein Start in
Richtung TQM ohne Erfahrung mit einem Qualitätsmanagement ist ungleich schwieriger und sehr oft zum Scheitern verurteilt.

Die sogenannten Befähiger und die Ergebnisse tragen zur ständigen Innovation
und zum Lernen bei. Die zentrale Fragestellung bei dem EFQM-Modell ist, wie
erreicht eine Organisation welche Ergebnisse.

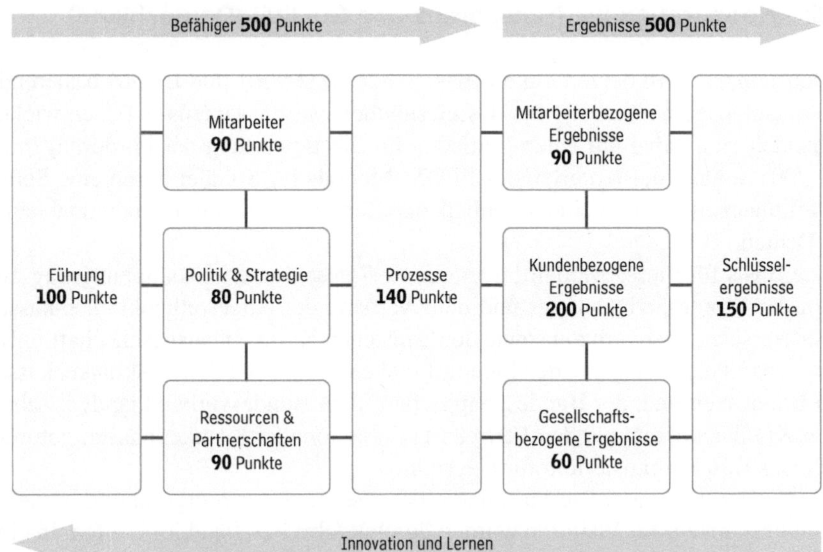

Abb. 1. EFQM-Modell

Das EFQM-Modell (European Foundation for Quality Management) ist auf 1.000 Punkten aufgebaut. Die derzeit weltbeste Organisation liegt bei ca. 750 Punkten. Im Vergleich dazu liegt eine Organisation, die ein Qualitätsmanagementsystem nach ISO 9001 eingeführt hat bei ca. 300 Punkten. Der Unterschied lässt sich am besten durch einen Vergleich mit einer Fußballmannschaft erklären:

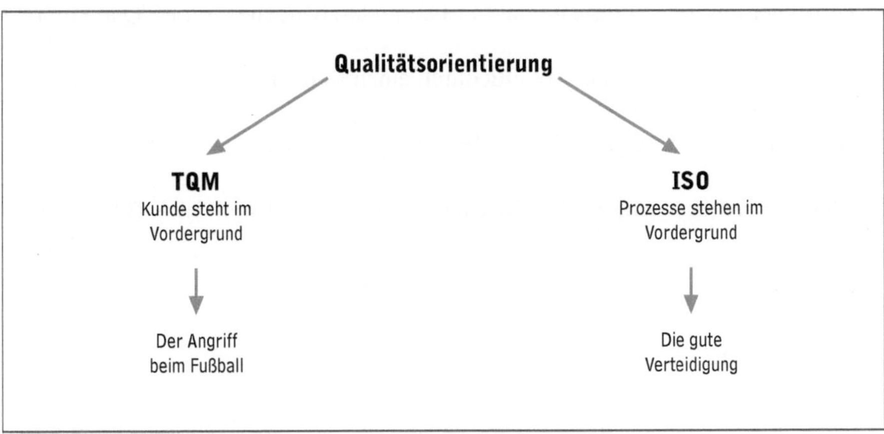

Abb. 2. Qualitätsorientierung

Das ISO-9001-Modell ist als Grundstein für Total Quality Management – oder Business Excellence – sehr zu empfehlen.

KTQ – Kooperation für Transparenz und Qualität (Deutschland)

In Deutschland wird derzeit ein eigenes, auf der ISO 9001 und EFQM basierendes Qualitätsmanagementmodell für das Gesundheitswesen namens KTQ entwickelt. Es handelt sich dabei um einen Leitfaden für die Bewertung der Forderungen der ISO 9001 anhand der Kriterien des EFQM-Modells für Spitäler durch eine Selbstbewertungsmethode und eine anschließende Zertifizierung durch einen unabhängigen Dritten.

Die Basis für dieses Modell bildet ein 1997 geschlossener Rahmenvertrag zwischen der Bundesärztekammer und dem Verband der Angestelltenkrankenkassen/ Arbeiterersatzkassenverband sowie der Deutschen Krankenhausgesellschaft in Kooperation mit dem Pflegerat, den Innungskrankenkassen, den Betriebskrankenkassen, dem Bundesverband, der Bundesknappschaft, dem Bundesverband landwirtschaftlicher Krankenkassen und den Vertretern konfessioneller Krankenhäuser, gefördert durch das Bundesministerium für Gesundheit.

Der bisheriger Stand: Die Machbarkeitsstudie, der Bewertungskatalog sowie das Schulungskonzept für Visitoren wurden durchgeführt bzw. sind im Laufen. In einer Pilotphase von Oktober 2000 bis Oktober 2001 wurde dieses Modell an mehreren Spitälern in Deutschland getestet (Stand November 2000). Noch gänzlich offen ist die Erprobung des Zertifizierungskonzeptes in der Praxis.

Aufbau des Modells
Dieses branchenspezifische Modell beinhaltet die bundesdeutsche Gesetzgebung.
* Freiwilligkeit der Teilnahme
* Strukturierte Selbstbewertung als Grundlage für Fremdbewertung
* Einbindung externer Leistungsvergleiche (Benchmarking)
* Zertifizierung mit Gültigkeit von drei Jahren durch eigene, von KTQ akkreditierte Zertifizierer
* Möglichkeit der Aussendarstellung durch einen standardisierten Zertifizierungsbericht
* Auditoren müssen aus dem Gesundheitswesen stammen

Die ÄZQ (Ärztliche Zentralstelle für Qualitätssicherung) ist an der KTQ beteiligt.

Die logische Schlussfolgerung...

Wenige Praxen, Labors, Ambulanzen u.ä. haben bis heute ein Qualitätsmanagement-system eingeführt. Zu sehr herrscht noch die Denkweise: »Das brauchen wir doch nicht, das ist nichts für uns«. Ich kenne aus meiner Tätigkeit all die Gründe, warum es nicht gehen soll, zur Genüge.

Wahrscheinlich denken auch Sie gerade: »Eigentlich ist es bis jetzt ja auch so gegangen ...« Aber – vielleicht lesen Sie weiter... Die Einführung eines Qualitäts-managementsystems ist gerade für einen niedergelassenen Arzt eine große Heraus-forderung. In all den Organisationen im Gesundheitswesen, wo ich bis heute Qualitäts-managementsysteme eingeführt habe, waren zum Schluss alle vom großen Nutzen eines derartigen Systems überzeugt. Wobei – und das ist für die Akzeptanz sehr wichtig – es immer um die Qualität der Organisation geht, die medizinische Qualität bleibt unangetastet.

Rechtliche Aspekte einer Qualitätsoptimierung für die niedergelassene Praxis

Die ärztliche Tätigkeit findet in einem rechtlichen Rahmen statt, der von verschiedensten Rechtsbereichen bestimmt wird, wie z.B. dem Ärztegesetz 1998 (A), der Musterberufsordnung (D), dem Datenschutzgesetz (A), dem Bundesdatenschutzgesetz (D), dem Arzneimittelgesetz (A), dem Gesetz über den Verkehr mit Arzneimitteln (D), dem Gesetz über Medizinprodukte (A, D), Patientenrechten, aber auch dem Zivilrecht und dem Strafrecht.

Qualitätssicherung soll bewirken, dass die Grenzen des rechtlichen Rahmens nicht überschritten werden. Die Haftung bedeutet ein Einstehen für eine Schuld, die Verantwortlichkeit für ein Verhalten oder einen Erfolg. Dies kann eine strafrechtliche oder eine zivilrechtliche Haftung (Schadenersatz) sein.

Die rechtliche Beziehung Arzt und Patient

Arzt und Patient schließen einen Behandlungsvertrag, aus dem sich Rechte und Pflichten ergeben, so etwa
- Patientenrechte
- Behandlung nach medizinisch-wissenschaftlichen Methoden, das Übernahmeverschulden
- Aufklärungspflicht
- Sorgfaltspflicht
- Einsichtnahme in Krankengeschichte
- Der Arzt haftet auch für sein Personal (A: § 1313a ABGB; D: § 278 BGB-Haftung für Erfüllungsgehilfen), etwa die medizinisch-technische Fachkraft oder die Sprechstundenhilfe.

Besondere Bedeutung kommt der ärztlichen Aufklärung zu. Die Funktionen der Aufklärung sind:
- Sicherungs- und therapeutische Aufklärung
  Dabei geht es um die Sicherung des Heilerfolges und des therapiegerechten Verhaltens des Patienten (sonst könnte eventuell ein Behandlungsfehler vorliegen).
- Selbstbestimmungsaufklärung
  Dabei geht es um ausreichende Grundlagen für die Entscheidung des Patienten.
- Diagnoseaufklärung
- Behandlungsaufklärung – Alternativen
- Verlaufsaufklärung
- Risikoaufklärung – typische Risken

Bei der Durchführung der Aufklärung ist Folgendes zu beachten: Sie muss rechtzeitig erfolgen, damit der Patient in Ruhe eine Entscheidung treffen kann. Die Aufklärung hat durch den Arzt zu erfolgen, und zwar in jedem Fachgebiet für sich. Ein Gespräch ist notwendig.

Weiters muss die Aufklärung in verständlicher Form erfolgen und umfassend sein. Formulare sind hilfreich, reichen allein aber nicht aus. Die Dokumentation der Aufklärung (Formular, Gespräch) ist erforderlich, etwa in der Krankengeschichte.

Als Regel gilt grundsätzlich, dass je dringlicher der Eingriff oder die Behandlung sind, desto weniger ausführlich hat die Aufklärung zu erfolgen und umgekehrt. Die beiden Grenzen sind der Notfall und die Schönheitsoperation. Die Folgen für eine mangelhafte Aufklärung können strafrechtliche sein (A: § 110 StGB; D: § 223 StGB – eigenmächtige Heilbehandlung), vor allem aber die zivilrechtliche Haftung (Schadenersatz). Hinzuweisen ist bei der Aufklärung auf allgemeine Komplikationsrisiken der Behandlung, auch auf Risken im Bereich der Hygiene sowie auf typische Risken im Einzelfall. Bei mangelhafter Aufklärung und Dokumentation kann es zu Problemen mit der Beweisführung kommen. Daher gilt: Die umfassende und patientengerechte Aufklärung und Information ist wesentlicher Teil einer guten Behandlung.

Der Arzt und seine Mitarbeiter

Ausdrücklich ist die Zusammenarbeit mit anderen Ärzten (A:§ 49 Abs. 2 ÄrzteG 1998; D: § 20 MBO-Ä 1997) vorgesehen, aber auch die Beiziehung von Hilfspersonen (D:§ 15(1)S.3 BMV-Ä). Diese unterliegen der Aufsicht des Arztes und haben nach seinen Anordnungen zu handeln. Andere Gesundheitsberufe bedürfen nur der Anordnung, nicht aber der Aufsicht, wenn eine selbständige Tätigkeit des Berufes vorgesehen ist, wie z.B. im GuKG (A: Krankenpflege), im MTD-Gesetz (A: Med.-techn. Dienste), MTAG (D: Gesetz über technische Assistenten in der Medizin) oder im HebG (Hebammen). Nicht vorgesehen ist dies jedoch bei MTF (A) oder SHD (A).

Wichtige Aspekte

Bei der ärztlichen Tätigkeit sind aus der Sicht der Qualitätssicherung zudem besonders zu beachten:
- Verschwiegenheitspflicht (A: § 54 ÄrzteG 1998; D: § 20 MBO-Ä 1997)
- Dokumentationspflicht (A: § 51 ÄrzteG 1998; D: § 10 MBO-Ä 1997)
  Die Dokumentation dient der Therapiesicherung, der Beweissicherung, der Rechenschaftslegung und der Gedächtnisstütze. Sie ist auch in einem allfälligen Prozess schon aus Gründen der Beweislast von wesentlicher Bedeutung.
- Datenschutz (A: § 51(2) ÄrzteG 1998; A + D: Datenschutzgesetz)

Qualitätsmanagement
für die niedergelassene Praxis

Spätestens nach Studium der rechtlichen Aspekte weiß jeder Arzt, dass er Handlungsbedarf hat. In jeder herkömmlichen Praxis gibt es organisatorische Regelungen – ansonsten würde das Chaos herrschen. Meist sind diese Regelungen jedoch ohne jegliche Systematik. Dazu kommt, dass diese organisatorischen Regelungen in vielen Fällen überhaupt nicht dokumentiert sind.

Das äußert sich dann zum Beispiel darin, dass jede Arzthilfe den Patienten anders begrüßt, dass die Aufnahme der Daten oft doppelt erfolgt, dass die Assistenz dem Arzt gegenüber immer individuell erfolgt usw.

Durch Qualitätsmanagement werden die Maßnahmen zur Erreichung der Qualität systematisch erfasst und in angemessener Form umfassend dokumentiert.

Keine Angst – das hat nichts mit Bürokratie zu tun. Bei Bürokratie handelt es sich immer um willkürlich festgelegte Schritte ohne Rücksicht darauf, ob diese sinnvoll und nützlich sind. Bei einem gut durchdachten Qualitätsmanagementsystem geht es immer um die Reihenfolge festgelegter, notwendiger Schritte zur Erreichung eines Zieles.

Wenn sich ein Arzt einmal gemeinsam mit seiner Praxishilfe überlegt hat, wie der Ablauf von der Ankunft des Patienten bis zur Verabschiedung des Patienten organisatorisch vor sich gehen soll, wird dieser Ablauf einmal festgelegt. Ab diesem Zeitpunkt weiß dann jede Mitarbeiterin in der Ordination, was wann zu tun ist. Auch eine neue Mitarbeiterin weiß sofort nach ihrem Eintritt, was wann mit dem Patienten zu geschehen hat. Die Qualität des Patientenbeziehungsprozesses ist somit immer dieselbe.

Qualitätsmanagement – warum?

- **Zukunft**
  Die Einführung von Qualitätsmanagement zeigt den Weitblick des Praxisinhabers und bringt dadurch langfristig eine Erfolgssicherung.

- **Transparenz**
  Qualitätsmanagement bringt mehr Transparenz in alle Abläufe.

- **Vermeidung von Fehlern**
  Jeder Fehler, der kein zweites Mal gemacht wird, bringt weniger Ärger, spart Kosten.

- **Kostengründe**
  Die Optimierung einer Organisation bringt Kostenvorteile.

- **Generelle Optimierung der Prozesse**
  Ein Durchleuchten der Abläufe bringt eine Prozessoptimierung.

- **Attraktivität für Mitarbeiter**
  Qualitätsmanagement bringt einen neuen Team-Geist und motiviert die Mitarbeiter.

- **Mehr Rechtssicherheit**
  Qualitätsmanagement bringt eine stark verbesserte Dokumentation.

- **Image**
  Qualitätsmanagement wird in der breiten Bevölkerung immer bekannter und hat einen hohen Imagewert.

Der zufriedene Patient

Organisationen hängen von ihren Kunden ab. Ohne Patienten hat jede Praxis ihre Daseinsberechtigung verloren. Deshalb ist es wichtiger denn je, dass Praxen die aktuellen und künftigen Bedürfnisse ihrer Patienten verstehen – dass sie sich bemühen, die Anforderungen ihrer Kunden zu erfüllen – ja vielleicht sogar, diese Erwartungen zu übertreffen. Zweifelsohne ein kühnes Ansinnen, ist doch mancherorts schon noch ein wenig von dem »Götter-in- Weiß-Image« spürbar. Der Patient – der Kunde der Zukunft – wird aber viel mehr erwarten, wird immer anspruchsvoller und kritischer werden. Dafür sollte man gerüstet sein.

Mögliche Qualitätskriterien, die sich der Patient erwartet
(wahllos gereiht)

* Rasche telefonische Erreichbarkeit
* Kundenfreundliche Praxiszeiten
* Mobilität bei unvorhergesehenen Ereignissen
* Einhaltung von Terminen
* Angemessene Wartezeiten
* Einfache Anmeldeformalitäten
* Gute Organisation und termingerechter Ablauf der Behandlung
* Umfangreiche Information und Aufklärung über Erkrankung, Therapie und Nebenwirkungen
* Freundlichkeit, Verständnis
* Kompetenz des Arztes und der Mitarbeiter
* Funktionierende Kommunikation mit anderen beteiligten Ärzten, Labors und Krankenanstalten
* Nettes Betriebsklima und Atmosphäre
* Funktionelle Ausstattung und Sauberkeit

Der Praxisinhaber – die Mitarbeiter

Führen in Organisationen heißt immer »Vorangehen« und »Voranstehen«. Die Regeln müssen immer für alle gelten. Die wichtigste Regel – KISS – *keep it simple and stupid*. Je einfacher, desto besser. Der Praxisinhaber gibt den einheitlichen Zweck und die Richtung der Praxis vor. Die Mitarbeiter sind gemeinsam mit ihrem Chef das Herz der Praxis. Der Chef muss sich deshalb bemühen, ein internes Umfeld zu schaffen, in dem sich die Mitarbeiter voll für das Erreichen der Ziele der Praxis einsetzen können. Im Idealfall suchen sie gemeinsam nach ständigen Verbesserungen für die Praxis.

Eines ist klar: Qualitätsmanagement ist eine Herausforderung – die Basis dafür ist zweifelsfrei der Mensch.

Gibt es Probleme?

Natürlich. Veränderungen erreicht man nie ohne Probleme. Sie finden auch nicht von heute auf morgen statt, Veränderung ist ein Lernprozess. Das wichtigste – Sie müssen es wollen. Es kann Ihnen passieren, dass Sie einen Mitarbeiter haben, der nicht mitziehen will. Versuchen Sie, ihn von der Notwendigkeit zu überzeugen. Wenn Sie keinen Erfolg damit haben, aber trotzdem den Weg Richtung Qualitätsmanagement gehen wollen, trennen Sie sich von ihm. Es hat keinen Sinn.

Versuchen Sie nicht sofort »alles zu zerreissen«. Erarbeiten Sie sich Qualitätsmanagement Schritt für Schritt mit Ihrem Team. Es wird Tage geben, da werden Sie den Erfolg sehen und es wird Tage geben, wo Sie meinen, Sie kommen überhaupt nicht weiter. Auch das ist normal und überall so. Trotzdem werden Sie von Tag zu Tag besser werden.

Der Beginn – die Einführung

In jeder Organisation, die ich bis heute kennengelernt habe, läuft die Einführung von Qualitätsmanagement immer in vier Phasen ab. Der einzige Unterschied liegt in der Länge der Phasen, die von Organisation zu Organisation verschieden sind.

Am Start muss eine Informationsveranstaltung für alle Mitarbeiter stehen. Der Chef muss vor seinem Team seine Gründe bekanntgeben, warum er ein Qualitätsmanagementsystem einführen will. Ganz wichtig ist es bei dieser Infoveranstaltung, auf eventuelle Bedenken und Ängste der Mitarbeiter einzugehen. Ich erlebe es immer wieder, dass Mitarbeiter zu Beginn Sorge haben, Qualitätsmanagement sei mit Kontrolle gleichzusetzen. Hier muss man aufklärend wirken. Je offener und transparenter man die Sache angeht, desto schneller stellt sich der Erfolg ein.

Natürlich gibt es in einem größeren Team immer Mitarbeiter, die mehr mitziehen und welche, die sich eher passiv verhalten. Auch das ist normal. Handlungsbedarf besteht nur dann, wenn ein Mitarbeiter im »Untergrund« gegen die Einführung arbeitet.

Grundgedanke sollte aber auf jeden Fall sein, das Qualitätsmanagement so breit wie möglich auf das Team zu legen und jeden mit einer Aufgabe zu betrauen – z.B. dadurch, dass eine Mitarbeiterin die Schulungsbeauftragte ist, eine andere die Fehlermanagementbeauftragte, usw.

Eine oder einer muss die Person sein, bei der alles zusammenläuft – der Qualitätsmanager. Idealerweise sollte diese Person kommunikativ und vom Team anerkannt sein. In kleineren Praxen ist es selbstverständlich, dass der Praxisinhaber selbst der Qualitätsmanager ist.

Die vier Phasen bei der Einführung eines Qualitätsmanagementsystems

Phase 1 – Die Anfangseuphorie
Nach einer erfolgreichen Startveranstaltung ist am Anfang alles mehr oder weniger einfach. Jeder ist eifrig dabei, jeder schielt zum anderen, ob der nicht schon weiter ist. Meistens bringen schon die anfänglichen Besprechungen sehr viel Positives, man spricht miteinander, man geht gemeinsam Dinge an, die man schon lange angehen wollte. Das Team hat eine neue Aufgabe, die man gemeinsam meistern will.

Phase 2 – Keiner hat mehr Zeit
Das ist der Punkt, wo auch manche Chefs anfangen zu zweifeln, ob die Entscheidung, ein Qualitätsmanagementsystem einzuführen, eine richtige war. Das Ganze artet in Arbeit aus, Überstunden sind notwendig. Die anfängliche Begeisterung sinkt etwas ab.

Phase 3 – Betriebsklima – Quo vadis?
Die schwierigste Phase ist die Einführung des Fehlermanagements. Man muss hier sehr viel aufklärend tätig sein, den Mitarbeitern klar machen, dass die Erfassung der Fehler keine persönlichen Angriffe sein dürfen. Manchmal leidet in dieser Phase das Betriebsklima, aber es ist ein Lernprozess, der sehr wichtig ist. Die Länge dieser Phase hängt stark davon ab, welche Kultur Sie bereits jetzt in Ihrer Organisation haben.

Phase 4 – Wir sind gut!
Zum Schluss beruhigt sich alles wieder. Jeder ist stolz, auf das, was er geleistet hat. Im Idealfall hat jeder eine Aufgabe, dadurch hat er auch viel Verständnis für den anderen, wenn der etwas braucht. Ich unterhalte mich viel mit Teams, die ein Qualitätsmanagementsystem eingeführt haben, dabei interessant ist, dass zum Schluss wirklich jeder einen Vorteil darin sieht. Jeder sieht es aus seiner Sicht – oft sind auch die am Anfang größten Zweifler die, die am Schluss die meisten Vorteile sehen.

Die Einführung eines Qualitätsmanagementsystems dauert in der Regel acht bis zehn Monate. Schneller eingeführte Systeme bringen oft in der Folge Probleme, weil die Mitarbeiter überfordert waren. Ob Sie professionelle Beratung brauchen oder nicht, hängt von Ihnen und Ihren Zeitressourcen ab. Immer wieder werde ich nach dem Unterschied von guten und schlechten Beratern gefragt. Eine goldene Regel gibt es hier nicht – ich kann nur mit bis heute treffsicheren Tipps aufwarten. Bei der Auswahl des Beraters sollten Sie darauf achten, dass dieser nicht nur Theoretiker ist, sondern auch genügend praktische Erfahrung hat. Ein guter Berater verfügt natürlich auch über ein hoch entwickeltes Qualitätsmanagementsystem in der eigenen Organisation. Immer wieder stelle ich erstaunt fest, dass es Berater gibt, die zwar beim Kunden Qualität predigen, aber leider in der eigenen Organisation selbst keine Qualitätsmanagementsysteme anwenden.

Zertifizierung

Muss ein aufgebautes Qualitätsmanagementsystem zertifiziert werden? Natürlich ist das nicht unbedingt nötig. Das Wichtige ist nicht die Zertifizierung, sondern dass das aufgebaute System in der Organisation lebt und ständig zur Verbesserung beiträgt.

Wenn Sie allerdings ein System aufgebaut haben, warum sollen Sie es nicht zertifizieren lassen? Die durch eine Zertifizierung immer wiederkehrende externe Überprüfung des Qualitätsmanagementsystemes bringt zweifelsohne Vorteile mit sich. Außerdem sollte nicht vergessen werden, dass auch im Gesundheitswesen – wenn auch noch zaghaft – immer mehr Qualitätsmanagementsysteme gefordert werden.

Das Verfahren, mit dem die Übereinstimmung zwischen einem aufgebauten Qualitätsmanagementsystem und der ISO-Norm überprüft wird, nennt man Audit. Die Personen, die diese Audits durchführen, nennt man Auditoren. Qualitätsmanagementsysteme werden von unabhängigen Zertifizierungsgesellschaften auditiert. Das heißt, wenn Sie Ihr Qualitätsmanagementsystem nach der Einführung auditieren lassen wollen, nehmen Sie mit einer Zertifizierungsgesellschaft Kontakt auf und lassen sich ein Angebot stellen.

Je nach Größe Ihrer Organisation kommen dann ein oder mehrere Auditoren zu Ihnen und überprüfen Ihr Qualitätsmanagementsystem mit den Forderungen der ISO 9001:2000.

Wenn Sie Ihr Qualitätsmanagementsystem normkonform aufgebaut haben, erhalten Sie ein Zertifikat in Form einer Urkunde. Dieses Zertifikat hat eine Gültigkeitsdauer von drei Jahren. Nach Ablauf dieser drei Jahre müssen Sie ein Verlängerungsaudit machen.

Siehe Abb. 3. Ablauf Implementierung eines Qualitätsmanagementsystems

Ablauf Implementierung eins Qualitätsmanagementsystems

**Entscheidung der Leitung der Organisation,
ein Qualitätsmanagement einzuführen**

Erstinfo aller Mitarbeiter

Istzustandserhebung
Erhebung qualitätsrelevanter Tätigkeiten, Dienstleistungen und Prozesse
Bewertung der qualitätsrelevanten Aspekte

Vergleich mit der Norm ISO 9001:2000
Feststellung Erfüllungsgrad

Formulierung der Zielsetzungen
Festlegen der Qualitätspolitik
Ableiten konkreter und messbarer Qualitätsziele

Implementierung System
Erarbeiten der fehlenden Dinge zwischen Istzustand und Normkonformität
Erstellen der Dokumentation

Leben bzw. Betrieb des Qualitätsmanagementsystems
Durchführung gemäß den Festlegungen

Interne Qualitätsaudits
Feststellung der Erfüllung der Vorgaben

Management-Review
Bewertung des Qualitätsmanagementsystems durch die oberste Leitung

Zertifizierungsaudit
Bestätigung der Normkonformität durch eine unabhängige Zertifizierungsgesellschaft
Ausstellung eines Zertifikats

Abb. 3. Ablauf Implementierung eines Qualitätsmanagementsystems

Aufbau der Dokumentation

Qualitätsmanagementhandbuch

Im Rahmen eines Qualitätsmanagementsystems ist die Dokumentation wie folgt aufgebaut (wobei es vollkommen egal ist, ob die Dokumentation nur über EDV verfügbar ist oder auf Hardcopies zur Verfügung steht – wichtig ist einzig und allein, dass die Dokumentation jederzeit an allen notwendigen Arbeitsplätzen zugänglich ist): Das festgelegte Qualitätsmanagementsystem wird im Qualitätsmanagementhandbuch beschrieben.

Die Beschreibung im Qualitätsmanagementhandbuch dient der Darstellung der einzelnen qualitätssichernden Maßnahmen der Organisation und ergibt für die Handbuchinhaber und Leser den erforderlichen »roten Faden« durch das gesamte Qualitätsmanagementsystem. Das Qualitätsmanagementhandbuch beschreibt den Ist-Zustand des Qualitätsmanagementsystems mit der gesamten Aufbau- und Ablauf-organisation und gibt Auskunft über alle qualitätssichernden Maßnahmen und Aktivitäten. Im Wartezimmer aufgelegt, gibt das Qualitätsmanagementhandbuch den Patienten Einblick in die Praxis und die Abläufe. Eine dermaßen »transparent« gemachte Organisation schafft bei den Patienten viel Vertrauen.

Verfahrensanweisungen

Verfahrensanweisungen beschreiben Prozess- bzw. Verfahrensabläufe in der Praxis. Die gängigste Art der Darstellung sind Fluss- bzw. Ablaufdiagramme. Ein Flussdiagramm hat den Zweck, komplizierte Abläufe mit unterschiedlichen Zuständigkeiten und Aufgaben so darzustellen, dass deren Struktur und Logik deutlich und transparent wird. Aus einem Flussdiagramm erkennen die Beteiligten ihre verschiedenen Aufgaben und Zuständigkeiten. Eine rein schriftliche Formulierung des gesamten Ablaufs wäre oft schwieriger zu überschauen. Verfahrensanweisungen haben den Zweck, die Beherrschbarkeit von Prozessen zu gewährleisten.

Gängige Symbole bei der Erstellung von Fluss- bzw. Ablaufdiagrammen

Symbol für Verifizierung/Prüfung/Abfrage

Symbol für einzelnen Tätigkeitsschritt

Symbol für Dokumente, Akten

Arbeitsanweisungen

Arbeitsanweisungen sind detaillierte Beschreibungen der einzelnen Tätigkeiten und enthalten alle notwendigen Aufgaben zu deren Durchführung. Dazu gehören Prüfanweisungen, Checklisten etc. In Labors sind diese Arbeitsanweisungen oft unter der Bezeichnung SOPs (Standard Operation Procedure) bekannt. Sämtliche Analysenvorschriften im Labor sind zum Beispiel in Arbeitsanweisungen festgelegt.

Aufbau der Qualitätsmanagementdokumentation

umfasst	Verteiler		enthält
ganze Organisation	intern und extern	**Qualitätsmanagementhandbuch**	Grundsätze, Aufbau und Ablauforganisation Zusammenhänge die für die gesamte Organisation gelten Verantwortlichkeiten und Kompetenzen organisatorisches Praxis-Know-how Hinweise auf Verfahrens- und Arbeitsanweisungen
Bereiche, Abteilung	nur intern bereichs- bzw. abteilungsweise	**Verfahrensanweisungen Prozessbeschreibungen**	Übergreigfende Abläufe werden in Form von Ablaufdiagrammen detailliert beschrieben. Verfahrensanweisungen enthalten organisatorisches und technisches Know-how der Organisation.
Sachgebiet, einzelne Tätigkeiten	nur intern Arbeitsplatz	**Arbeitsanweisungen Checklisten Prüfanweisungen**	Regelung von Einzelheiten Detailanweisungen Enthalten Know-how der Organisation

Abb. 4. Aufbau der Qualitätsmanagementdokumentation

Lenkung von Dokumenten, Daten, Qualitätsaufzeichnungen

Für eine Praxis ist es unbedingt notwendig, ständig über die richtigen, aktuellen und autorisierten Dokumente oder Daten zum richtigen Zeitpunkt am richtigen Ort zu verfügen. Wie eingangs in den rechtlichen Aspekten erklärt, ist die Dokumentation eine der wichtigsten Absicherungen für den Arzt.

Nützen Sie dieses »In-Ordnung-Bringen« auch gleich dazu, alle internen Formulare, die bei Ihnen verwendet werden, einmal zu durchforsten. In der Praxis eines niedergelassenen Arztes, in der ich begleitend bei der Einführung eines Qualitätsmanagementsystemes tätig war, wurden z.B. drei unterschiedliche Faxformulare, zwei unterschiedliche Formulare für Bestellungen etc. verwendet. Sehr oft kommen hier mehrere Versionen von ein und demselben Formular zu Tage.

Die Dokumente werden grundsätzlich in Vorgabe- und Nachweisdokumente eingeteilt. Vorgabedokumente sind – wie der Name schon sagt – Dokumente, die Vorgaben oder Anweisungen enthalten. Vorgabedokumente definieren, wie eine Leistung auszuführen ist. Nachweisdokumente stellen den Nachweis dar, dass Leistungen entsprechend den Vorgaben ausgeführt wurden, sie dokumentieren erbrachte Leistungen und dienen – daher ihr Name – als Nachweis einer erbrachten Leistung.

Hier einige Beispiele:

Vorgabedokumente
Alle Arten von Anweisungen, unausgefüllte Checklisten und Formblätter, Stammdaten des Patienten, Wartungs- und Prüfpläne für Geräte und Instrumente, Therapiepläne etc.

Nachweisdokumente
Befunde und Aufzeichnungen über ermittelte Patientendaten, medizinische Dokumentation, Pflegedokumentation, Aufzeichnungen von durchgeführten Hygienemaßnahmen etc.

Am Beginn der Dokumentenlenkung steht die Erstellung einer einfachen Dokumentenmatrix. Hier werden alle Ihre verwendeten Dokumente erfasst. Es wird festgelegt, wer für die Erstellung welcher Vorgabedokumente verantwortlich ist, wer sie verwaltet bzw. archiviert und wie lange und wo sie aufbewahrt werden.

⬜ *Siehe Abb. 5. Dokumentenmatrix*

Bei der Herausgabe von neuen Dokumenten werden diese gleich mit einer entsprechenden Kennzeichnung versehen und das Datum oder der aktuelle Revisionsstand (Versionsnummer oder Index) wird am Dokument angeführt (*siehe Abbildung 6*). Es muss sichergestellt werden, dass nur gültige Dokumente verwendet werden. Die Bezeichnung der Dokumente kann so einfach wie möglich erfolgen – es genügt zum Beispiel eine fortlaufende Nummer oder der Name des jeweiligen Dokumentes. Wenn zum Beispiel ein Zahnarzt eine Checkliste für die Mundhygiene-Erstuntersuchung erstellt, könnte die Dokumentenbezeichnung wie in Abb. 7 aussehen.

Siehe Abb. 6. Aufbau eines Dokumentenkopfs für die Lenkung von Dokumenten

◻ *Siehe Abb. 7. Checkliste Mundhygiene-Erstuntersuchung*

Wichtig ist auch die Lenkung von Dokumenten externer Herkunft. So muss unter anderem gewährleistet sein, dass die Praxis ständig über Änderungen in zutreffenden Normen und Gesetzen informiert ist.

Auch in der kleinsten Praxis macht die Regelung der Dokumentation viel Sinn. Ich habe immer wieder erlebt, dass es durchaus nicht selbstverständlich ist, dass Dokumente rasch auffindbar sind. Die Zeit für das Erstellen einer Dokumentenmatrix ist meist unverhältnismässig kleiner als die aufgewendete »Suchzeit«.

Das wichtigste Nachweisdokument des niedergelassenen Arztes ist die Karteikarte und/oder der Patientenakt. Jede Aufzeichnung über die ärztliche Aufklärung, Untersuchungsergebnisse, Behandlungen, Maßnahmen etc. muss jederzeit für den Nachweis der Erfüllung der Anforderungen gegenüber Dritten verfügbar sein.

Zu diesem Zweck muss sichergestellt sein, dass die Aufzeichnungen vollständig und verfügbar sind. Eine einfache Checkliste kann Überblick über ihre aufzubewahrenden Unterlagen sowie die Aufbewahrungsfrist geben.

◻ *Siehe Abb. 8. Aufbewahrungsfristen in der ärztlichen Praxis – Österreich*

◻ *Siehe Abb. 9. Aufbewahrungsfristen in der ärztlichen Praxis – Deutschland*

Dokumentenmatrix

Zuordnung und Art der Dokumente	Erstellung/Änderung	Prüfung/Freigabe	Verwaltung/Archivierung	Änderungserkennung	Aufbewahrung/Jahre
Führungsdokumentation					
Managementhandbuch	Qualitätsmanager	Laborleitung	Sekretariat	Datum/Index	3
Verfahrensanweisungen	Qualitätsmanager	Laborleitung	Sekretariat	Datum/Index	1
Arbeitsanweisungen	Diverse	Qualitätsmanager	Sekretariat	Datum/Index	1
Personaldokumentation					
Stellenbilder					
Organigramm					
Schulungsplan					
Verfahrensanweisungen					
Arbeitsanweisungen					
Beschaffungsdokumentation					
Angebote					
Bestellungen					
Wartungsverträge					
Lieferantenbewertungen					
Verfahrensanweisungen					
Arbeitsanweisungen					
Checklisten					
Unterweisungen					
Labordokumentation					
Prüfanweisungen					
Kalibrieranweisungen					
Prüfverfahren					
Verfahrensanweisungen					
Arbeitsanweisungen					
Externe Dokumentation					
Bescheide/Behördenauflagen					
Sammlung Gesetze					
Normen					
Bedienungsanleitungen			Diverse	Datum	Austausch
Interne Formulare	Diverse	OL	Sekretariat		Austausch

Abb. 5. Dokumentenmatrix

Checkliste Mundhygiene-Erstuntersuchung
Version 1
Seite X von X
Erstellt von:
Geprüft und freigegeben am:
Durch:

Abb. 6. Aufbau eines Dokumentenkopfs für die Lenkung von Dokumenten

Checkliste Mundhygiene-Erstuntersuchung
Version 1
Seite X von X
Erstellt von:
Geprüft und freigegeben am:
Durch:

Checkliste

☐ Begrüßung des Patienten und Vorstellung mit Namen

☐ Aufklärung über Behandlungsablauf (was Patient jetzt erwartet)

☐ Plaque anfärben und mit Patient Schwachstellen besprechen

☐ Genaue Putztechnik mit Bürste und Handspiegel beim Patient
     direkt im Mund demonstrieren

☐ Bei elektrischer Zahnbürste Putztechnik am Modell demonstrieren

☐ Wenn Patient sehr geschickt ist, kann man auf sämtliche Hilfsmittel wie z.B. Zahnseide gleich eingehen.
     Auch bei technischen Arbeiten wie Brücken, verblockten Kronen oder Implantaten muss besonders auf
     die richtige Reinigung geachtet werden und sehr genau mit dem Patient geübt werden (evtl. erst bei der
     2. Sitzung)

☐ Kurzes Gespräch über Ernährung und einige Tipps zur Kariesvermeidung

☐ Bei nicht genauer Reinigung Zahnfleischerkrankungen usw. ansprechen

☐ Reinigung mit Ultraschall, beide Kiefer

☐ Danach für den Frontzahnbereich Finierstreifen (grob bis fein) verwenden

☐ Zuerst mit der groben Polierpaste die Zähne polieren um alle Verfärbungen entfernen

☐ Danach mit der feinen Paste Ober- und Unterkiefer polieren

☐ Anschließend auf die gereinigten Zähne Flouridlösung auftragen

☐ Entlassung des Patienten

Abb. 7. Checkliste Mundhygiene-Erstuntersuchung ☐

Aufbewahrungsfristen in der ärztlichen Praxis – Österreich

Aufzubewahrende Unterlagen	Vorschriften	Aufbewahrungsfrist
Krankengeschichten	§ 51 Ärztegesetz	Mindestens 10 Jahre
Bezug und Abgabe von radioaktiven Stoffen	§ 24 Strahlenschutzgesetz	Keine ausdrücklich genannte Aufbewahrungsfrist empfohlen werden 30 Jahre
Ärztliche Eignungsuntersuchung nach dem Strahlenschutzgesetz (von Seiten des untersuchenden Arztes oder Krankenanstalt)	§ 20 Strahlenschutzgesetz	Mindestens 30 Jahre
Ärztliche Eignungsuntersuchung nach dem Strahlenschutzgesetz (von Seiten des Bewilligungsinhabers z.B. Dienstgebers, siehe § 32 Strahlenschutzgesetz)	§ 22 Strahlenschutzgesetz	10 Jahre
Anwendung von Röntgenstrahlen (Aufzeichnungen über die untersuchten Organe und Körperbereiche sowie die Art der Untersuchung)	§ 70 (1) a Strahlenschutzverordnung	Mindestens 30 Jahre
Anwendung von Röntgenstrahlen (Aufzeichnungen über die ärztliche Vorschreibung der Bestrahlungsbedingungen und die Daten der Durchführung der Bestrahlung)	§ 70 (1) b Strahlenschutzverordnung	Mindestens 30 Jahre
Bezug und Verwendung von Suchtgiften	§ 8 Suchtgiftverordnung	3 Jahre
Verschreibung von Suchtgiften	§ 22 Suchtgiftverordnung	3 Jahre
Steuerrelevante Unterlagen	§ 132 Bundesabgabenordnung	7 Jahre

Abb. 8. Aufbewahrungsfristen in der ärztlichen Praxis – Österreich ☐

Aufbewahrungsfristen in der ärztlichen Praxis – Deutschland

Aufzubewahrende Unterlagen	Vorschriften	Aufbewahrungsfrist
Krankengeschichte	§ 10 Abs 3 Musterberufsordnung Ärzte 1997	Mindestens 10 Jahre nach Abschluss der Behandlung
Gewinnung, Erzeugung, Erwerb, Abgabe und Verbleib von radioaktiven Stoffen	§ 78 Strahlen Schutz Verordnung	30 Jahre
Verletzungsartenverfahren	Ziff. 4.4 der Anforderungen der gesetzlichen Unfallversicherungsträger für die Zulassung von Krankenhäusern zur Behandlung von Schwer-Unfallverletzten	20 Jahre
Anwendung von Röntgenstrahlen (Die Röntgenaufnahmen)	§ 28 Röntgenverordnung	10 Jahre
Anwendung von Röntgenstrahlen (Die Aufzeichnungen über die Behandlung)	§ 28 Röntgenverordnung	30 Jahre nach der letzten Behandlung
Bezug und Verwendung von Betäubungsmitteln	§ 17 Betäubungsmittel Gesetz	3 Jahre
Steuerrelevante Unterlagen	§ 147 Abgabenordnung 1977	10 Jahre
Anwendung von Blutprodukten und Plasmaproteinen	§ 14 Gesetz zur Regelung des Transfusionswesens	Mindestens 15 Jahre

Abb. 9. Aufbewahrungsfristen in der ärztlichen Praxis – Deutschland

Die Verantwortung der Leitung

Wenn du ein Schiff bauen willst,
so trommle nicht die Männer zusammen,
um Holz zu beschaffen,
Werkzeuge vorzubereiten
und Aufgaben zu vergeben,
sondern lehre die Männer die Sehnsucht
nach dem endlosen Meer.

Antoine de Saint-Exupéry

Haben Sie eine Vision? Wissen Sie, wohin Sie wollen? Eine Vision ist die Sinngebung Ihrer Organisation, das »Warum« und »Wozu«. Die Vision soll das Bild einer wünschenswerten und richtungweisenden Zukunft sein.

Ein Laborchef hat zum Beispiel die Vision, die Prostatasterblichkeitsrate in Tirol innerhalb von fünf Jahren um 30% zu senken. Alle seine Mitarbeiter wissen das und alle Mitarbeiter engagieren sich, in Richtung dieser Vision zu denken und zu handeln. Deshalb muss die allererste Frage, wenn man sich mit Qualitätsmanagement beschäftigt, sein: Wo will ich in fünf Jahren mit meiner Praxis, meinem Labor stehen? Was will ich erreicht haben? Zweifelsohne eine schwierige Frage. Auch Chefs von großen Organisationen haben mit dieser Frage Probleme. Trotzdem ist sie unheimlich wichtig. Es lohnt sich, im normalen Tagesablauf einmal innezuhalten, sich hinzusetzen und sich mit dieser Frage auseinander zu setzen. Schließlich geht es um Ihre Zukunft. Manche Ärzte plagt jahrelang die Entscheidung, ob ihre Praxis Kassenpraxis bleiben oder Privatpraxis werden soll. Beides wird Vor- und Nachteile bringen – indem man die Entscheidung aber immer vor sich her schiebt, bewegt man gar nichts. Keine Entscheidung ist natürlich auch eine Entscheidung – aber ohne Ziel in Ihrem Leben werden Sie weder auf lange Zeit glücklich noch erfolgreich sein. Wenn diese Frage geklärt ist, wenn man genau weiß, wohin man will, ist schon vieles einfacher. Je klarer die Vision die Richtung angibt, in die sich die Organisation bewegen soll, desto transparenter und nachvollziehbarer werden für Mitarbeiter die Entscheidungen.

Die nächste Frage, die es zu beantworten gilt: Wer sind denn die Interessenspartner der Praxis – wer ist denn wichtig für Ihre Organisation? An der Spitze wird der Patient stehen, außerdem die Mitarbeiter, vielleicht die Sozialversicherungen – aber auch der Praxisinhaber selbst.

Mögliche Interessenspartner einer Organisation

Kunde   Mitarbeiter   Eigentümer   Versicherungen

Organisation

Lieferanten   Öffentlichkeit   Gesellschaft

Abb. 10. Interessenspartner

Leitbild

Mit dem Wissen um das Ziel der Organisation und die Interessenspartner kann jetzt eine Qualitätspolitik gemacht werden und ein Leitbild erstellt werden. Zu jedem der Interessenspartner wird eine Aussage gemacht.

Sinn und Aufgabe eines Leitbildes:
- Alle Mitarbeiter ziehen an einem Strang
- Gemeinsam in eine Richtung
- Gesamtheit von Organisationsgrundsätzen
- Regelung des Verhaltens innerhalb der Organisation
- Werte, Normen und Ideale für die Organisation

Mit dem Leitbild versucht der Praxisinhaber, die Organisation als Ganzes ordnend zu gestalten und verbindliche Verhaltensregeln und -grundsätze festzulegen.

Leitbilder werden am besten im Team erstellt. Jeder bringt seine Ideen ein. Meistens hat man nach einem Nachmittag einen ersten Entwurf. Es ist ganz legitim, dass beim Erstentwurf ein paar »geklaute« Ideen von anderen Leitbildern dabei sind. So hat jeder angefangen. Der Entwurf des Leitbildes sollte ein paar Mal durchdacht werden, Mitarbeiter sollten die Möglichkeit haben, nochmals dazu Stellung zu nehmen.

Nach einer gewissen Zeit (nicht länger als ein Monat) sollte das Leitbild aber dann verabschiedet werden. Auf ansprechendem Papier ausgedruckt, vom Leiter der Praxis unterschrieben und mit einem Rahmen versehen, sollte es in der Organisation aufgehängt werden. Als erstes sichtbares Zeichen, dass in dieser Organisation Veränderungen stattfinden. Einmal pro Jahr sollte das Leitbild auf seine Aktualität überprüft werden: Passt noch alles – oder müssen wir irgendwelche Anpassungen vornehmen. Auf diese Weise ist auch das Leitbild nicht statisch, sondern passt sich der Organisation an.

Auf den folgenden Seiten finden Sie einige Leitbilder von verschiedenen Organisationen – sozusagen als Denkanstoß und Anregung.

Leitbild (1) der Praxis eines niedergelassenen Arztes

Patient: Wir streben ein hohes Maß an Patientenzufriedenheit an. Dieses Ziel erreichen wir durch ausführliche Information, richtige und vollständige Dokumentation, transparente Behandlungswege, gute Beratung, geringe Wartezeiten sowie schnelle Hilfe bei Notfällen.

Mitarbeiter: Unsere qualifizierten Mitarbeiter sind unser wichtigster Erfolgsfaktor. Sie prägen unsere Qualitätspolitik wesentlich. Damit Mitarbeiter in ihrer Position Erfolg haben können, weist die Praxisleitung klare Verantwortungen und Aufgaben zu.
Diese Aufgaben werden von den Mitarbeitern selbständig, eigenverantwortlich und umweltbewusst durchgeführt.

Praxisinhaber: Wir sind bestrebt, den wirtschaftlichen Erfolg der Praxis langfristig zu sichern.

Krankenkassen: Die Zusammenarbeit mit den Sozialversicherungen setzt gegenseitige Information und Transparenz voraus. Unsere Praxis versteht sich als Partner der Sozialversicherungen.

Innovation: Unsere Praxis ist bestrebt, ständig nach Verbesserungen und Neuem zu streben und damit eine führende Rolle unter den Tiroler Arztpraxen zu übernehmen.

Lieferanten: Unsere Praxis nimmt Lieferanten in Anspruch, deren Leistungen dem geforderten Stand der Medizin entsprechen.

Leitbild (2) der Praxis eines niedergelassenen Arztes

Patienten: Für unsere Patienten (= Kunden) machen wir Unmögliches möglich.

Führung: Wir führen mit »Vorangehen« und »Voranstehen«.

Team: Wir anerkennen gegenseitig gute Arbeit. Das Wohlbefinden aller im Team liegt uns am Herzen.

Kommunikation: Wir arbeiten hart an transparenten Strukturen und fördern Kreativität und Konfliktfähigkeit.

Ressourcen: Wir beschäftigen die kreativsten Mitarbeiter. Deren Wissen und Können ist unser wesentlichstes Kapital.

Lieferanten: Wir kommunizieren intensiv mit unseren Lieferanten und erwarten eine aktive Zusammenarbeit.

Prozesse: Wir haben geregelte Prozesse und arbeiten täglich an deren ständiger Verbesserung.

Einfluss auf die Gesellschaft: Wir sind Teil der Gesellschaft und gehen mit unserer Umwelt verantwortungsvoll um.

Praxisergebnisse: Wir erreichen hervorragende Ergebnisse durch eine kontinuierliche Reduktion der Fehler.

Leitbild (3) der Praxis eines Zahnarztes

Unser Praxisteam strebt eine höchstmögliche Patientenzufriedenheit an. Unsere aufgeklärten Patienten sollen nach dem »state of the art« optimal behandelt werden. Daher legen wir besonderen Wert auf Prophylaxe anstelle von »Reparaturmedizin«.

Dies erreichen wir einerseits durch ein optimales Arbeitsumfeld sowie andererseits durch ein sinnvolles Behandlungskonzept, das durch qualifizierte, motivierte und zufriedene Mitarbeiter umgesetzt wird.

Wir arbeiten für die »orale Gesundheit« im Sinne einer ganzheitlichen Betrachtung unserer Patienten. Durch umfassende Information der Patienten und Kollegen versuchen wir, ein entsprechendes Bewusstsein zu schaffen. Unser Engagement schließt ebenso öffentliche Projekte zur Förderung der Zahngesundheit ein.

Unser wirtschaftlicher Erfolg sichert ein sehr hohes Niveau bei unserer Praxisausstattung und der Ausbildung unserer Mitarbeiter zum Wohle des Patienten.

Die persönliche Zufriedenheit des gesamten Teams ist ein Grundstein unseres Erfolgs.

Wir möchten durch ständige Verbesserungen für unsere Patienten nicht nur eine Zahnarztpraxis, sondern auch ein modernes Dienstleistungsunternehmen auf möglichst hohem Behandlungsniveau sein.

Leitbild (4) eines Routinelabors

Das Labor bemüht sich, die von den Interessenspartnern gestellten Aufgaben optimal zu erfüllen. Es setzt dabei, soweit wirtschaftlich vertretbar, die neuesten Erkenntnisse auf technologischer, organisatorischer und personeller Ebene um. Diese Dienstleistungen werden kontinuierlich verbessert.

Das Labor strebt eine hohe Zufriedenheit der Zuweiser an und erreicht diese durch analytisch optimale, zeitgerechte und wirtschaftliche Bearbeitung der Anforderungen. Eine maximale Berücksichtigung der Patienteninteressen ist dabei ein wesentliches Kriterium.
Die Annahme und Durchführung von Laboraufträgen, abgewickelt unter Einbeziehung einer umfangreichen, hochspezialisierten Labor-EDV, ist in Notfällen täglich rund um die Uhr möglich.
Das Labor ist dazu mit den modernsten technischen Einrichtungen für ein sehr breites Spektrum an Analyseverfahren ausgestattet. Neben Substraten, Elektrolyten, Enzymen und anderen Proteinen werden auch Medikamente und Drogen, Tumormarker usw. bestimmt. Diagnose und Verlauf der Erkrankungen werden dadurch direkt oder indirekt stark beeinflusst.

Die Motivation und die Zufriedenheit des erfahrenen und engagierten Teams ist vorrangiges Ziel.
Die Voraussetzungen dafür schafft das Labor durch flexible Diensteinteilung, ein großes Untersuchungsspektrum, die Arbeit als Team, durch laborinterne und laborexterne Fortbildung sowie moderne Kommunikationsmittel.
Für sehr viele Forschungsvorhaben führt das Labor analytische Tests durch und berät die Projektleiter.

Das Labor leistet auch einen wichtigen Beitrag für das öffentliche Gesundheitsbewusstsein durch Mitarbeit bei Veranstaltungen (z.B. Gesundheitstage).

Das Labor strebt partnerschaftliche Beziehungen zu seinen Lieferanten an. Verlässliche und kompetente Partner tragen zum Erfolg bei. Bei der Beschaffung von Geräten legen wir neben sorgfältiger und fachkundiger Betreuung größten Wert auf lokalen Service, bestmögliche Dokumentation und gute Kooperation mit unseren Mitarbeitern.

Das Labor erbringt seine Leistungen mit der erforderlichen analytischen Kompetenz unter dem Gesichtspunkt der wirtschaftlichen Vertretbarkeit. Damit gewährleistet es dem Eigentümer den bestmöglichen Einsatz seiner Mittel.

Leitbild (5) eines Klinik-Forschungslabors

Das Labor ist Teil der Klinik für Urologie. Übergeordnetes Ziel des Labors ist die Entwicklung neuer Immuntherapien zur Behandlung von Patienten, die unter urologischen Tumoren leiden. In den letzten Jahren wurde ein neues Therapiekonzept entwickelt, bei dem Tumorpatienten mit Hilfe körpereigener dendritischer Zellen gegen ihren Tumor immunisiert werden. Die Wirksamkeit der Immuntherapie mit dendritischen Zellen wird kontinuierlich verbessert. Das geschieht durch parallel stattfindende Grundlagenforschung in der Zellkultur und klinische Forschung am Patienten.

Das Labor besteht aus der Leitung und den Mitarbeitern, die gemeinsam mit sehr viel Engagement, Verantwortungsbewusstsein und Idealismus die Leistungen erbringen. Leitung und Mitarbeiter sind ständig um eine harmonische Atmosphäre bemüht, in der produktiv gearbeitet werden kann. Die Verbesserung der Organisation wird ständig angestrebt.

Das Labor bemüht sich um eine gute Kommunikation und Zusammenarbeit mit den Ärzten und mit dem Pflegepersonal. Das Labor pflegt auch Kontakte und Kooperationen mit anderen Kliniken bzw. den Medizinisch-Theoretischen Instituten.

Das Labor ist laufend bestrebt, zusätzliche Mittel von Forschungsförderungsorganisationen zu gewinnen.

Die Ergebnisse unserer Forschungsarbeit werden bei Fachzeitschriften zur Publikation eingereicht. Voraussetzung für die Publikation ist wiederum eine positive Begutachtung durch internationale Experten. Die Forschungsergebnisse werden regelmäßig auf nationalen und internationalen Kongressen vorgestellt. Der Austausch, der bei diesen Veranstaltungen stattfindet, ist ebenfalls eine wichtige Voraussetzung zur Gewährleistung der Qualität unserer Arbeit.

Das Labor informiert die Öffentlichkeit über seine Forschungstätigkeit.

Das Labor trägt durch Betreuung von Studenten und Doktoranden auch zur Ausbildung des Nachwuchses der Universität bei.

Dem Eigentümer garantiert das Labor den bestmöglichen Einsatz der zur Verfügung stehenden Mittel.

Qualitätsziele, Qualitätsplanung

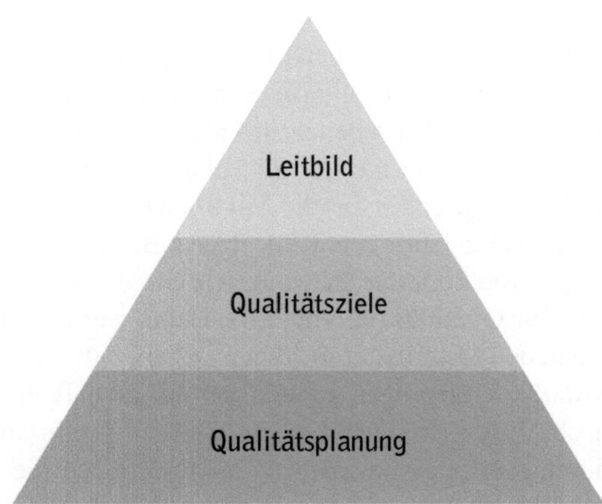

Abb. 11. Strategische Pyramide

Jede Praxis, die auf einem – wenn auch – hohen Standard stehen bleibt, fällt automatisch zurück. Der Erfolg liegt heute in ständiger Verbesserung. Es muss der Praxisleitung gelingen, das Team von den Vorteilen einer ständigen Verbesserung zu überzeugen.

Qualitätsziele müssen definiert werden. Wenn der Organisationsinhaber weiß, wo er in fünf Jahren mit seiner Praxis stehen will, kennt er die grundsätzliche Ausrichtung. Es kann z.B. eine grundsätzliche Ausrichtung sein, dass er in fünf Jahren nur mehr Privatpatienten haben will. Mit dem Wissen, wohin man will und mit einer bestehenden Qualitätspolitik lassen sich relativ einfach Qualitätsziele finden.

Qualitätsziele sollten schriftlich formuliert werden. Es ist auch wichtig, dass sowohl die grundsätzliche Ausrichtung als auch die Qualitätsziele den Mitarbeitern mitgeteilt werden. Bei größeren Praxen sollten die Mitarbeiter beim Erarbeiten der Qualitätsziele eingebunden werden.

Je mehr es der Leiter der Praxis schafft, dass sich seine Mitarbeiter mit der Ausrichtung und den Zielen der Praxis identifizieren, desto größer wird die Produktivität sein.

Konkrete Ziele ...
- führen zur Veränderung
- erlauben eine konkrete Planung
- geben den Mitarbeitern Sicherheit
- provozieren den Mitarbeiter, konkrete Mittel/Wege zu suchen
- sind die Basis der Motivation
- lassen unnötige Diskussionen nicht zu
- führen und animieren zur Kreativität
- erlauben eine wirkungsvolle Kontrolle

Qualitätsziele sollen natürlich im Einklang mit der Qualitätspolitik bzw. dem Leitbild stehen.

Zum Beispiel: Sie haben in Ihrer Qualitätspolitik oder in Ihrem Leitbild defininiert, dass Sie eine hohe Mitarbeiterzufriedenheit anstreben. Das Qualitätsziel könnte in dem Fall eine Mitarbeiterzufriedenheit von 1,5 auf einer Skala von 1 – 4 sein.

Die dazugehörige Qualitätsplanung wäre nun, dass Sie zuerst eine Mitarbeiterumfrage starten, in der die Mitarbeiter auf einer Skala von 1 – 4 ihre Zufriedenheit zum Ausdruck bringen. Wenn dann z.B. eine Durchschnittszahl von 1,8 herauskommt, planen Sie konkrete Schritte, wie Sie die Mitarbeiterzufriedenheit erhöhen wollen (auf Ihr Qualitätsziel von 1,5). Dabei werden Ihnen Kommentare der Mitarbeiter, die in den Mitarbeiterumfragen stehen, helfen. Außerdem sollten die Ergebnisse der Mitarbeiterumfragen gemeinsam mit dem Team diskutiert werden und gemeinsam nach Verbesserungen gesucht werden. Ich erlebe immer wieder, wie sehr gerade durch solche gemeinsamen Besprechungen die Motivation und Begeisterung der Mitarbeiter gesteigert wird – sie haben dabei einfach das Gefühl, mitgestalten zu dürfen.

Ganz wichtig ist, dass die Ziele messbar sind. Am Anfang steht in den meisten Fällen natürlich erst einmal das Erfassen von bestimmten Daten. Soll z.B. in einer Praxis die Wartezeit der Patienten als Qualitätsziel verkürzt werden, muss zuerst einmal die tatsächliche Wartezeit ermittelt werden, damit dann – von dem Ist-Zustand ausgehend – ein Ziel zur Verbesserung gesetzt werden kann.

Genauso wichtig wie die schriftlich definierten Qualitätsziele ist die dazugehörige Qualitätsplanung. Bleiben wir bei dem Beispiel Wartezeit. Wenn das Qualitätsziel eine Verkürzung der Wartezeit für den Patienten ist, muss natürlich geplant werden, wie diese Verkürzung der Wartezeit erreicht werden kann. Auch diese Planung sollte wieder schriftlich erfolgen. Das kann formlos auf einem DIN-A4-Blatt geschehen – der Aufwand dafür hält sich also in Grenzen. Trotzdem ist die schriftliche Dokumentation ein Teil des Erfolges – alles, was niedergeschrieben ist, kann kontrolliert und nachvollzogen werden. Mit schriftlich festgelegten Qualitätszielen und der dazugehörigen Qualitätsplanung kann dann z.B. halbjährlich relativ einfach eine Kontrolle dessen erfolgen, was erreicht und was nicht erreicht wurde. Bei dem nicht Erreichten kann dann eine Analyse erfolgen, warum das Ziel nicht erreicht wurde, und es können entsprechende Maßnahmen getroffen werden. So einfach kann eine kontinuierliche Verbesserung zum Wohl der Praxis erreicht werden.

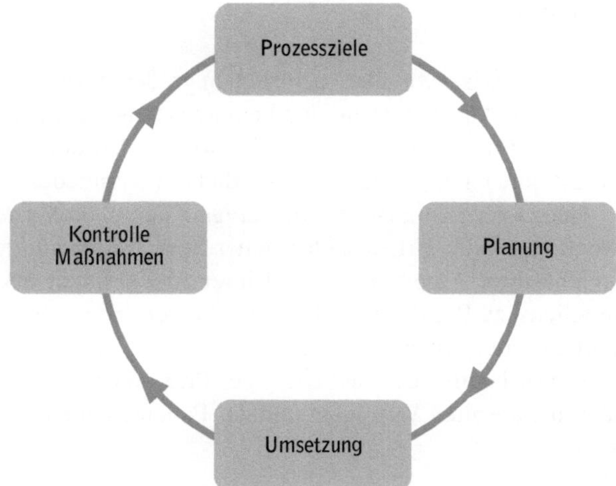

Abb. 12. Schema des Qualitätsregelkreises

Interne Kommunikation

Eine funktionierende interne Kommunikation ist für den Erfolg der Praxis sehr wichtig. Teams, in denen Probleme besprochen werden und in denen gemeinsam nach Lösungen gesucht wird, haben einen ganz anderen Zusammenhalt als Organisationen, wo der Chef und jeder der Mitarbeiter in eine andere Richtung ziehen.

Regelmäßige Besprechungen sind daher wichtig – wobei die Betonung auf regelmäßig liegt. Der Zeitabstand – ob monatlich oder vierteljährlich – ist zweitrangig.

Viele Menschen sind der Meinung, dass Besprechungen nicht protokolliert werden müssen. Ich bin hier anderer Meinung: Ein Besprechungsprotokoll – sehr kurz abgefasst mit den klaren Punkten:

- Thema – stichwortartig
- Wer macht was?
- Bis wann?

stellt sich immer wieder als wertvolle Unterlage für Chef und Mitarbeiter heraus.

Siehe Abb. 13. Besprechungsprotokoll

Organisation

In jeder Praxis – vor allem natürlich in größeren – ist das Festlegen der Organisation notwendig. Die Aufgaben- und Verantwortungsbereiche der Mitarbeiter sind schriftlich zu definieren. Damit weiß jeder, wofür er zuständig und wofür er verantwortlich ist. Schnittstellenprobleme sollten dadurch vermieden werden.

Genauso wichtig ist das frühzeitige Klären von Vertretungen: Nichts ist lästiger, wenn erst beim Urlaubsantritt einer Sprechstundenhilfe die Frage auftaucht, wer welche ihrer Arbeiten während ihrer Abwesenheit übernimmt. Ein Urlaubsplan, möglichst zu Beginn des Jahres erstellt, verhindert Überschneidungen von Urlaubsvorhaben der Mitarbeiter.

Eine schriftliche Absicherung des Praxisinhabers gegenüber seinen Mitarbeitern über die absolute Vertraulichkeit der Patientendaten sollte Teil des Dienstvertrages sein.

⬭ *Siehe Abb. 14. Stellenbeschreibung*

⬭ *Siehe Abb. 15. Urlaubsplan*

⬭ *Siehe Abb. 16. Mindestinhalt eines Dienstvertrages*

Finanzen

Auch in der kleinsten Praxis sollten Anschaffungen geplant werden. Eine einfache Finanzplanung macht Sinn und ist wirklich keine Hexerei:

- Was war das Ergebnis des letzten Jahres?
- Was erwartet mich in diesem Jahr?
- Was brauche ich in diesem Jahr?
- Wie kann ich das erreichen?

Was man dazu braucht, sind die Daten des vergangenen Jahres, die Hochrechnung für das kommende Jahr und die nach Möglichkeit schon vorhandenen Qualitätsziele.

Besprechungsprotokoll vom:

Teilnehmer:

Thema	Wer erledigt was?	Bis wann?

Abb. 13. Besprechungsprotokoll

Stellenbeschreibung

Ausgestellt am: Name:

Hauptaufgaben der Stelle:

Beschreibung der Einzelaufgaben:

Anforderung:

Kenntnisse und Fachkenntnisse:

Besonderes (verantwortlich in der Praxis für):   Vertretung in der Praxis für:

Unterschrift:

Stelleninhaber   Leiter der Organisation

Abb. 14. Stellenbeschreibung ☐

Urlaubsplan

Name	Jan	Feb	März	April	Mai	Juni	Juli	Aug	Sept	Okt	Nov	Dez

Abb. 15. Urlaubsplan

Mindestinhalt eines Dienstvertrages

☐ Daten von Dienstnehmern und Dienstgebern

☐ Beginn des Dienstverhältnisses

☐ Probezeit (ein Monat)

☐ Kurze Beschreibung der Tätigkeit und des Arbeitsortes

☐ Normalarbeitszeit und Gehalt, Einstufung, Zeitpunkt der Gehaltsauszahlung

☐ Überstundenregelung

☐ Urlaubsregelungen (Betriebsurlaub)

☐ Dienstverpflichtungen (Äußeres, Fortbildung, Krankenstand)

☐ Verschwiegenheitspflicht

☐ Bestimmungen des Kollektivvertrages

☐ Kündigungsfristen Dienstnehmer und Dienstgeber

Abb. 16. Mindestinhalt eines Dienstvertrages ☐

Personal, Ressourcen

Der Wille zum Sinn bestimmt unser Leben!
Wer Menschen motivieren will und Leistung
fordert, muss Sinnmöglichkeiten bieten.
Victor E. Frankl

Die wichtigste Ressource des 21. Jahrhunderts ist der Mensch. Der Mensch will wissen, für welche Ziele sich die Organisation einsetzt, für die er arbeitet. Er will mehr denn je den Sinn seiner Arbeit verstehen.

Das Führen von Menschen, das Fördern von Lernfähigkeiten ist eine große Aufgabe für Führungspersönlichkeiten und damit für den Arzt geworden. Er kann weit und breit der beste niedergelassene Arzt sein – wenn er eine unfreundliche Sprechstundenhilfe beschäftigt, wird er keine hohe Patientenzufriedenheit erreichen.

Eigene Begeisterung ist wichtig, sie steckt an. Ein griesgrämiger Chef kann nicht erwarten, begeisterte Mitarbeiter zu haben. Wer aber selbst mit Begeisterung bei seiner Arbeit ist, wird seine Mitarbeiter mitreißen. Gerade in Zeiten eines ausgetrockneten Arbeitsmarktes müssen Sie den einen oder anderen Mitarbeiter beschäftigen, der entwickelt werden muss. Es kommt darauf an, was Sie aus ihm machen. Keine Organisation kann nur die besten Mitarbeiter beschäftigen, deshalb sollte Ihr Ziel sein, das beste Team aus Ihren Mitarbeitern zu machen. Chefs, die immer nur über Ihre Mitarbeiter jammern, sehen in der Regel oft nicht, dass sie selbst ein Führungsproblem haben.

Einschulung neuer Mitarbeiter

Eine professionelle Vorgehensweise bei der Einführung neuer Mitarbeiter in die Organisation erspart viel Kopfweh in der weiteren Beziehung. Diese lässt sich im Rahmen von Qualitätsmanagement einfach regeln. Sie erstellen eine Checkliste, was in den ersten Arbeitstagen relevant ist. Dadurch wird gewährleistet, dass nichts vergessen wird. Anhand der niedergeschriebenen Prozessabläufe ist es gerade auch für neue Mitarbeiter relativ einfach, sich in der Ordination zurechtzufinden. Einer meiner Seminarteilnehmer hat es so auf den Punkt gebracht: »Das lähmende Wiederkäuen von Arbeitsabläufen bei Neueinstellungen haben wir durch Qualitätsmanagement praktisch eliminiert.«

☐ *Siehe Abb. 17. Checkliste Einführung neuer Mitarbeiter*

Schulung, Aus- und Weiterbildung

Mitarbeiter müssen für die Erfüllung ihrer Aufgaben über das notwendige Können und Wissen verfügen. Wenn z.B. die Arzthilfe Schwächen bei der Terminvereinbarung am Telefon hat, sollte mit ihr gemeinsam ein Seminar ausgesucht werden, in dem der Kundenkontakt am Telefon geübt wird. Schulungsmaßnahmen sollten frühzeitig geplant werden. Bei der Auswahl der Schulungen sollte auch Augenmerk auf die Wünsche des Mitarbeiters gelegt werden.

Wir unterscheiden externe und interne Schulungen. Sehr oft muss gerade in größeren Organisationen für manche Themen gar keine externe Schulung in Anspruch genommen werden, oft genügt es schon, wenn Mitarbeiter ihr Wissen intern im Rahmen einer Schulung weitergeben. Wichtig sind auch interne Schulungen durch den Praxisinhaber – die Mitarbeiter sollen sich der Bedeutung und Wichtigkeit ihrer Tätigkeit bewusst sein und wissen, wie sie zur Erreichung der Qualitätsziele beitragen können. Mittels einer einfachen Anwesenheitsliste können interne Schulungen dokumentiert werden.

☐ *Siehe Abb. 18. Anwesenheitsliste bei Schulung*

Die Schulungen sind in einem Jahresplan zu vermerken – so ist auf einen Blick ersichtlich, wer wann welche Schulungen gemacht hat. Außerdem ist gerade bei externen Schulungen die Wirksamkeit durch den Praxisinhaber zu beurteilen – es ist nicht sinnvoll, dass Mitarbeitern die Möglichkeit von Schulungen geboten wird, wenn diese aber letztendlich zu keiner Verbesserung der Situation beitragen. Diese Evaluierungen sollten gemeinsam mit dem Mitarbeiter durchgeführt werden. So kann z.B. auch beurteilt werden, ob eine angebotene Schulung den Preis wert war bzw. ob gegebenenfalls auch noch andere Mitarbeiter die Schulung besuchen sollten.

Nicht zu vergessen ist natürlich die persönliche Aus- und Fortbildung des Praxisinhabers – auch für ihn gilt in der heutigen Zeit das lebenslange Lernen. Auch diese Schulungen, Seminare und Kongresse sollten geplant werden.

☐ *Siehe Abb. 19. Interner Schulungsplan und Abb. 20. Externer Schulungsplan*

Mitarbeiterzufriedenheit

Wann haben Sie Ihre Mitarbeiter das letzte Mal gefragt, ob sie bei Ihnen zufrieden sind, ob es ihnen gefällt? Meistens werden solche Fragen im ersten Monat noch häufiger gestellt – im normalen Tagesablauf denkt man aber nicht mehr daran.

Eine partnerschaftliche Beziehung zwischen Chef und Mitarbeitern ist für den Erfolg der Praxis sehr wichtig. Sie sollten sich daher Gedanken machen, wie Sie die Zufriedenheit Ihrer Mitarbeiter erheben. Das kann einmal im Jahr ein Gespräch sein, bei größeren Praxen kann es eine schriftliche Mitarbeiterbefragung sein. Stellen Sie ruhig auch Fragen nach Verbesserungsmöglichkeiten der Organisation, der Praxis etc.

Sie werden die eine oder andere Überraschung erleben und Ihre Mitarbeiter besser kennenlernen. Oft sind es die ganz Ruhigen, die dann plötzlich – wenn ihnen die Möglichkeit gegeben wird – mit guten Ideen aufwarten.

Mitarbeiterbefragungen müssen Maßnahmen nach sich ziehen. Auch in Organisationen, in denen ein gutes Betriebsklima herrscht, gibt es immer etwas zu verbessern. Die Mitarbeiter müssen das Gefühl haben, dass ihre Anliegen ernst genommen werden. Außerdem – wobei sich jeder Chef (auch ich) ständig verbessern kann, ist die Menge des Lobes. Da hat fast jeder starken Handlungsbedarf. Die Mitarbeiter werden es Ihnen lohnen.

Mitarbeitergespräche oder Befragungen sollten regelmäßig durchgeführt werden. Nur so können Sie feststellen, ob sich Verbesserungen oder Verschlechterungen über einen bestimmten Zeitraum hin ergeben.

☐ *Siehe Abb. 21. Mitarbeiterbefragung – Fragebogen*

Unterweisungen, Notfälle

Für eine ausreichende Unterweisung der Arbeitnehmer betreffend Sicherheit und Gesundheitsschutz ist der Praxisinhaber verantwortlich. Diese Unterweisungen sollten mindestens einmal jährlich erfolgen, sind schriftlich zu protokollieren und sollten von dem jeweiligen Arbeitnehmer gegengezeichnet werden.

Sind Ihre Mitarbeiter für Notfälle gerüstet? Wissen alle, was bei einem Brand oder bei medizinischen Notfällen zu tun ist? Wenn ja, ist es gut – wenn nein, überlegen Sie sich, dies in die Sicherheitsunterweisungen mit aufzunehmen.

☐ *Siehe Abb. 22. Arbeitsanweisung Sicherheitsunterweisungen*

EDV

Festlegungen, wer auf welche Daten zugreifen darf, machen sich überall bezahlt. Sehr oft lässt sich dies einfach durch die Vergabe von Passwörtern regeln. Beachten Sie bei dieser Gelegenheit auch, dass Fremdfirmen, die z.B. Ihre EDV warten oder reparieren, möglicherweise Zugriff zu Patientendaten haben. Zu Ihrer eigenen Absicherung sollten Sie mit diesen Firmen eine schriftliche Vereinbarung über die Geheimhaltung Ihrer Daten treffen.

Nachdem die EDV ein immer wichtigerer Bestandteil jeder Organisation wird, muss der Sicherung der Daten besonderes Augenmerk geschenkt werden. Sehr oft weiß gerade in kleineren Praxen nur der Inhaber selbst, wie Daten gesichert werden. Dieses Wissen sollte dokumentiert werden, weil immer wieder der Fall eintritt, dass es unvermutet und plötzlich gebraucht wird. Aus diesem Grund macht es Sinn, eine Arbeitsanweisung zu erstellen, in der beschrieben wird, wann von wem worauf zu sichern ist und wo die Sicherung verwahrt wird.

Instandhaltung, Wartung

Eine laufende Instandhaltung der Praxis bzw. eine Wartung von diversen Geräten und Einrichtungen sichert deren Erhalt und langfristige Verwendung. Meistens tragen regelmäßige Wartungen auch langfristig zur Senkung der Kosten bei.

☐ *Siehe Abb. 23. Checkliste Instandhaltung*

Laborordnung, Laborkontrollgänge

In Labors macht es Sinn eine Laborordnung zu erstellen, die von den Mitarbeitern verpflichtend einzuhalten ist.

Wenn mit radioaktivem Material gearbeitet wird, ist der Arbeitsplatz nach Beendigung der Arbeit zu kontrollieren und nach Messung freizugeben. Außerdem sollte jeder Mitarbeiter, der das Labor als Letzter verlässt, für das Ausschalten der Geräte und Lichter verantwortlich sein. Diese Laborkontrollgänge können mit einer einfachen Checkliste geregelt werden, die den Vorteil bringt, dass der Mitarbeiter bei seinen Kontrollgängen nichts vergisst.

☐ *Siehe Abb. 24. Laborordnung*

Hygiene

Wo notwendig, sollte ein Hygieneplan für die Praxis erstellt werden.

☐ *Siehe Abb. 25. Hygieneplan*

Entsorgung

Gerade neue Mitarbeiter wissen oft nicht, wo welcher Abfall hingehört. Wo welcher Abfall hingehört und wie oft er entsorgt wird, kann in einer Checkliste festgehalten werden.

☐ *Siehe Abb. 26. Checkliste Abfall*

Checkliste Einführung neuer Mitarbeiter
Version 1
Seite X von X
Erstellt von:
Geprüft und freigegeben am:
Durch:

Checkliste

Einführung neuer Mitarbeiter

Ziel:
Die richtige Einführung neuer Mitarbeiter an ihrem Arbeitsplatz
mit ersten Erklärungen und Schulungen

Durchführung:

1. Arbeitstag
☐ Übergabe der Arbeitsbekleidung
☐ Zuweisung des Garderobekastens
☐ Vorstellung bei den Mitarbeitern
☐ Datenüberprüfung für Steuerberater
☐ Bekanntgabe der Bezugsperson
     (betreut neuen Mitarbeiter während der Einschulungsphase)
☐ Röntgenbelehrung
☐ Sicherheitseinweisung – besonders Brandschutz
☐ Abklärung ob Hepatitis B Impfung notwendig, wenn ja dann
     Zuweisung zu Hausarzt
☐ Dienstvertrag, Stellenbeschreibung und Dienstzettel
     unterschreiben lassen und je 1 Exemplar aushändigen
☐ Bekanntgabe des Nummerncodes für Praxistüren
☐ Übergabe eines Chip für die elektronische Zeiterfassung

Nach der 1. Woche
☐ Feedback-Gespräch
☐ Einführung Qualitätsmanagmentsystem

Vor Ablauf der Probezeit
☐ Beurteilung von: Fleiß, Pünktlichkeit, Sauberkeit,
     Auffassungsgabe, Zuverlässigkeit
☐ Übergabe Praxisschlüssel
☐ Besprechung Schulungsplan

Abb. 17. Checkliste Einführung neuer Mitarbeiter ☐

Anwesenheitsliste bei Schulung

Titel der Schulung:

Datum: von: bis:

Referent: Ort:

Familienname / Vorname: Unterschrift/Paraphe:

Abb. 18. Anwesenheitsliste bei Schulung ☐

Interner Schulungsplan

Thema	Referent	Jan	Feb	März	April	Mai	Juni	Juli	Aug	Sept	Okt	Nov	Dez

Genehmigt durch: Datum:

Abb. 19. Interner Schulungsplan

Externer Schulungsplan

Name	Titel der Schulung	Datum der Schulung	Veranstalter	Wirksamkeit der Schulung

Abb. 20. Externer Schulungsplan

Mitarbeiterbefragung

Fragebogen

Bewertungsskala 1 – 4
1 bedeutet ausgezeichnet
4 ist vernichtend

1.   Wie sind Sie mit dem Betriebsklima zufrieden?

    Sehr Gut (1) .... ☐
    Gut (2) .... ☐
    Befriedigend (3) .... ☐
    Nicht Zufriedenstellend (4) .... ☐

2.   Wie sind Sie mit der Einteilung Ihrer Arbeitszeit zufrieden?

    Sehr Gut (1) .... ☐
    Gut (2) .... ☐
    Befriedigend (3) .... ☐
    Nicht Zufriedenstellend (4) .... ☐

3.   Sind Sie mit der Ausstattung Ihres Arbeitsplatzes zufrieden?

    Sehr Gut (1) .... ☐
    Gut (2) .... ☐
    Befriedigend (3) .... ☐
    Nicht Zufriedenstellend (4) .... ☐

4.   Wie sind Sie mit den Weiterbildungsmöglichkeiten zufrieden?

    Sehr Gut (1) .... ☐
    Gut (2) .... ☐
    Befriedigend (3) .... ☐
    Nicht Zufriedenstellend (4) .... ☐

5.   Welche Kurse würden Sie im kommenden Jahr gerne besuchen?

____

____

____

____

Abb. 21. Mitarbeiterbefragung – Fragebogen Seite 1 ☐

6. Sind Sie mit Ihrem Gehalt zufrieden?

    Sehr Gut (1) .... ☐
    Gut (2) .... ☐
    Befriedigend (3) .... ☐
    Nicht Zufriedenstellend (4) .... ☐

7. Wird Ihre Arbeit genügend anerkannt? Erhalten Sie genügend Lob für gut geleistete Arbeit?

    Sehr Gut (1) .... ☐
    Gut (2) .... ☐
    Befriedigend (3) .... ☐
    Nicht Zufriedenstellend (4) .... ☐

8. Fühlen Sie sich in Bezug auf Ihre Arbeit und Ihr Aufgabengebiet
    überfordert oder unterfordert?

    Sehr überfordert .... ☐
    Ein bißchen überfordert .... ☐
    Gerade richtig .... ☐
    Unterfordert .... ☐

9. Was gefällt Ihnen an Ihrer Arbeit?
    Was kann getan werden, damit Sie noch mehr unterstützt werden?

    ____

    ____

    ____

    ____

10. Haben Sie für eventuelle Probleme eine Ansprechperson?

    Ja .... ☐
    Nein .... ☐

11. Wie klappt die interne Kommunikation?

    Sehr Gut (1) .... ☐
    Gut (2) .... ☐
    Befriedigend (3) .... ☐
    Nicht Zufriedenstellend (4) .... ☐

Abb. 21. Mitarbeiterbefragung – Fragebogen Seite 2 ☐

Was könnte an der internen Kommunikation verbessert werden?

Sonstige Ideen, Vorschläge oder Verbesserungsmöglichkeiten?

12. Wie beurteilen Sie die gemeinsamen Aktivitäten unserer Ordination (z.B. Skifahren)?

Zu viel .... ☐
Gerade richtig .... ☐
Zu wenig .... ☐
Nicht ausreichend .... ☐

Abb. 21. Mitarbeiterbefragung – Fragebogen Seite 3 ☐

Arbeitsanweisung Sicherheitsunterweisungen
Version 1
Seite X von X
Erstellt von:
Geprüft und freigegeben am:
Durch:

Arbeitsanweisung

Sicherheitsunterweisung

Ziel:
Alle ArbeitnehmerInnen der Praxis X sollen regelmäßig über alle Gefahren am Arbeitsplatz aufgeklärt
werden. Dies muss aus rechtlicher Sicht mit der Unterschrift dokumentiert werden.

Verteiler:
Ein Exemplar mit den Unterschriften zur Dokumentation wird im Sekretariat in einem Ordner zusammen
mit den Sicherheitsdatenblättern der Materialien aufbewahrt.

Durchführung:
Alle Punkte der Seiten X – X werden von den Unterweisenden den Mitarbeiter in verständlicher Weise
erläutert. Auf Nachfragen muss eingegangen werden.
Alle unterwiesenen ArbeitnehmerInnen bestätigen mit Datum und ihrer Unterschrift in der anhängenden
Tabelle, dass Sie in allen Punkten unterwiesen wurden, alles verstanden haben und keine weiteren Fragen
dazu haben.

Regelmäßigkeit:
Die Unterweisung muß jährlich (im ersten Quartal) vollständig bei allen beschäftigten ArbeitnehmerInnen
der Praxis, und zusätzlich bei allen neuen ArbeitnehmerInnen durchgeführt werden.

Anhang:
Sicherheitsdatenblätter

Abb. 22. Arbeitsanweisung Sicherheitsunterweisungen Seite 1 ▯

**Sicherheitsunterweisung nach § 14 ASchG,
Strahlenschutzbelehrung und Verhalten in Notfällen**

Unterweisender:

1. Infektionsschutzmaßnahmen
   • alle Tätigkeiten am Patienten und Hantieren mit kontaminierten Instrumenten und Geräten dürfen nur mit unbeschädigten Schutzhandschuhen durchgeführt werden.
   • Im chirurgischen Bereich ist mit Mundschutz zu arbeiten. Sonst ist das Schutzvisier ausreichend.

2. Augenschutz: bei Tätigkeiten unter Verwendung rotierender Instrumente ist eine Schutzbrille oder ein Visier zu tragen.

3. Die Entsorgung von kontaminierten Kanülen und Skalpellklingen hat in stichfesten und eigens dafür vorgesehenen Behältern zu erfolgen.

4. Geeignetes Schuhwerk (geschlossene Kappe) bei allen Tätigkeiten im chirurgischen Bereich.

5. Hepatitis-B-Schutzimpfung: Jeder Mitarbeiter im medizinischen Bereich hat sich der Impfung zu unterziehen.

6. Zur Erreichung von hochgelegenen Regalen, Kästen und Ablagen sind ausschließlich dafür vorgesehene Leitern und Treppen zu verwenden. Keinesfalls Sessel mit Rollen!

7. Defekte Elektrogeräte sind vom Stromkreis zu trennen, mit dem Vermerk »Defekt« zu kennzeichnen und umgehend einer Reparatur zuzuführen.

8. Umgang mit gefährlichen Arbeitsstoffen (siehe auch beiliegende Sicherheitsdatenblätter)
   • Phosphorsäure, Flußsäure und H_2O_2 30%: bei Haut- oder Augenkontakt sofort mit fließendem Wasser aus- bzw. abspülen.
   • Desinfektions- und Reinigungsmittel: bei Haut- oder Augenkontakt sofort mit fließendem Wasser aus- bzw. abspülen.
   • Bestandteile der Adhäsivsysteme (Prime, Adhäsiv, etc.): bei Haut- oder Augenkontakt sofort mit fließendem Wasser aus- bzw. abspülen.

Abb. 22. Arbeitsanweisung Sicherheitsunterweisungen Seite 2 ▯

Strahlenschutzbelehrung

1. Mögliche Gefahren: somatische Wirkung (die bestrahlte Person betreffend), genetische Wirkung (das Erbgut der bestrahlten Person betreffend), teratogene Wirkung (die Leibesfrucht betreffend)

2. Strahlenschutz- und Sicherheitsmaßnahmen:
    • Grundregeln des Strahlenschutzes: Abstand, Abschirmung (auch Schutzschürze für den Patienten!), Verkürzung der Bestrahlungsdauer
    • Besondere Massnahmen in der Praxis X: Röntgenaufnahmen nur bei geschlossener Türe des Röngenraumes !
    • Der Strahlenschutzbeauftragte und sein Stellvertreter haben sich den gesetzlich vorgeschriebenen Untersuchungen zu unterziehen.

Schutzimpfungen

Die MitarbeiterInnen im medizinischen Bereich bestätigen mit ihrer Unterschrift, über die Notwendigkeit einer Hepatitis-B-Impfung aufgeklärt worden zu sein. Jede MitarbeiterIn übernimmt im eigenen Interesse selbst die Verantwortung für einen ausreichenden Impfschutz, also sowohl für die Erstimpfungen als auch für die Auffrischungsimpfungen.

Verhalten bei medizinischen Notfällen

1. Arzt (falls nicht unmittelbar am Ort des Vorfalles) verständigen. Patienten nie alleine lassen, Unterstützung mittels Zuruf oder Sprechanlage anfordern.

2. Notfallkoffer holen.

3. Bei vermutlich lebensbedrohlichen Zuständen sofort den Notarzt (Rufnummer: 000) anfordern. Falls Dr. X im Haus diesen verständigen (Rufnummer: 0000).

4. Schocklagerung.

5. Bei Bewusstlosigkeit stabile Seitenlagerung.

6. Wartende Patienten mit neuen Terminen versorgen, bzw. Termin des nächsten Patienten verschieben.

Abb. 22. Arbeitsanweisung Sicherheitsunterweisungen Seite 3 ▯

Verhalten im Brandfall

1. Alarmieren:
   Wer alarmiert, wo brennt es, was brennt, sind Verletzte ?
   Notruf:
   Feuerwehr 122
   Polizei 133
   Rettung 144

2. Retten

3. Löschen

Während des Brandes

☐ Feuerwehr einweisen

☐ Brandbekämpfung bis zum Eintreffen der Feuerwehr selbst versuchen: Löschschlauch aus Flur holen.
   Aufdrehen des Wasserhahnes nicht vergessen!

☐ Strahl direkt auf brennende Teile und nicht in Flammen richten.

☐ Leicht brennbare Gegenstände – Alkohol, Papier, Kunststoffkanister – mit Chemikalien
   vom Brandherd entfernen.

☐ Patienten und Mitarbeiter in Sicherheit bringen.

☐ Bei Funkenflug alle Fenster und Türen schließen.

☐ Lüftung und Klimaanlage abschalten.

☐ Hauptsicherungen in Schaltkästen abschalten.

☐ Computeranlage geregelt niederfahren und aus dem Gefahrenbereich bringen.

☐ Mobile wertvolle Geräte und Gegenstände aus Gefahrenbereich entfernen.

☐ Buchhaltungsunterlagen bergen.

☐ Alle verlassen das Gebäude auf kürzestem Weg, falls dies nicht möglich ist, im Raum bleiben, Türen
   schließen, Fenster öffnen und sich den Löschkräften bemerkbar machen.

Abb. 22. Arbeitsanweisung Sicherheitsunterweisungen Seite 4 ☐

Checkliste Instandhaltung

Präventive Kontrollen:
In regelmäßigen Abständen werden alle Geräte auf ihre Funktionen und Schäden überprüft.

Kontrolle vor geplanten Überprüfungen:
Beispiel Strahlenschutzprüfung – Überprüfung durch Behörden und Institutionen, QM-Audit

Vorgehen bei unvorhergesehenen Defekten und Reparaturen:
Zuerst prüfen, ob eine der folgenden Kategorien zutrifft. Dazu dient die Betriebsanleitung, Rechnungen oder Wartungsunterlagen sowie der entsprechende Ablageordner.

Do it	Garantie	Wartungsvertrag
Wenn keine Garantie oder Wartungsvertrag vorliegt	Garantiekarte und Rechnung ausheben. Feststellen der Garantiefrist	Service verständigen
Überprüfung anhand der Betriebsleitung und der Art des Defektes, ob Reparatur selbst (durch Gerätebeauftragten) oder auswärts in Fragen kommt	Verständigung der zutreffenden Firma und Terminvereinbarung	Termin festlegen
Wenn Reparatur in der Praxis: Nach Reparatur Überprüfung der Funktion	Wenn Reparatur in der Praxis: Nach Reparatur Überprüfung der Funktion zusammen mit Servicetechniker	Wenn Reparatur in der Praxis: Nach Reparatur Überprüfung der Funktion zusammen mit Servicetechniker
Wenn Gerät weggeschickt wird: Überprüfung der Funktionen sofort nach Einlagen und vermerken der Funktionsfähigkeit	Wenn Gerät weggeschickt wird: Überprüfung der Funktion sofort nach Einlagen und vermerken der Funktionsfähigkeit	Wenn Gerät weggeschickt wird: Überprüfung der Funktion sofort nach Einlagen und vermerken der Funktionsfähigkeit
Freigabe	Freigabe	Freigabe

Abb. 23. Checkliste Instandhaltung ☐

Laborordnung

- [ ] Für Arbeiten mit radioaktiven Substanzen ist eine Schulung beim Strahlenschutzbeauftragten vorgeschrieben. Weiters ist das Tragen des Dosimeters sowie eine Strahlenschutzuntersuchung bei Eintritt und Austritt verpflichtend.

- [ ] Bei Arbeiten mit brennbaren, giftigen und radioaktiven Materialien ist den entsprechenden Weisungen des Verantwortlichen Folge zu leisten und im Falle eines Unfalles oder einer Kontamination ist sofort Meldung zu erstatten.

- [ ] Laborplätze sind nach Beendigung der Arbeit so weit wie möglich aufgeräumt und frei von gefährlichen Stoffen für die Reinigung zu hinterlassen.

- [ ] Alle Mitarbeiter/Innen sind verpflichtet die Bestimmungen des Datenschutzes einzuhalten.

- [ ] Die Vorschrift der Abfallentsorgung ist sorgfältig einzuhalten.

- [ ] Die letzte Person, die das Labor am Ende eines Tages verlässt, hat einen Rundgang zu machen. Dabei müssen Geräte und Lichter abgeschaltet werden und das Labor ist abzusperren.

- [ ] Alle MitarbeiterInnen müssen sich an die Diensteinteilung halten und im Falle von zeitlichen Änderungen, Krankheit oder Nichterscheinen ist dies dem Laborleiter oder seiner Vertretung so bald wie möglich zu melden.

- [ ] Der ökologische und ökonomische Gedanke sollte neben dem Sinn einer guten Zusammenarbeit an vorderster Stelle stehen.

Zur Kenntnis genommen.

Name:

Datum:

Abb. 24. Laborordnung

Hygieneplan

Gegenstand	Mittel	Konzentration in Prozent	Häufigkeit	Ausführung	Überwachung	Versorgung Aufstellung	Entsorgung
Maßnahme	Verfahren	Einwirkzeit					
Desinfektion der Hände	Sterilium	gebrauchsfertig	Mehrmals täglich	Kanister zu 5 Liter + 500 ml		in allen Räumen	Sondermüll
	Hibiscrub	5 ml – 1 Min dann 5 ml 2 Min	bei Bedarf	Kanister zu 5 Liter		bei allen Waschbecken	Sondermüll und Abwasser
Flächen-Desinfektion	Bacillol plus	gebrauchsfertig 15 Min	abends	Kanister zu 5 Liter + 1 Liter		in allen Räumen	Sondermüll
Boden-Desinfektion	Bacillocid	0,5 % 1 Stunde	abends	Kanister zu 5 Liter		im Putzraum	Sondermüll
Instrumenten-Desinfektion	Gigasept	3 % 1 Stunde	bei Bedarf	Kanister zu 2 Liter			Sondermüll
Haut-Desinfektion	Kodan Tinktur	gebrauchsfertig 1 STunde	bei Infektion	Sprühflasche 500 ml		in allen Räumen	Sondermüll

Abb. 25. Hygieneplan ☐

Checkliste Abfall

Produkt	Entsorgung wohin	Zeitpunkt
Liegenpapier	Papiercontainer	täglich
Büropapier	Papiercontainer	täglich
Papierschnitzel	Papiercontainer	täglich
Papierhandtücher	Papiercontainer	täglich
Kartonagen	Kartonagencontainer	täglich
Plastik	Plastikcontainer	täglich
Glas	Glascontainer	täglich
Metall	Metallcontainer	täglich
Fixierer	Behälter der Firma:	fortlaufend
Entwickler	Behälter der Firma:	fortlaufend
Krankenhausspezifische Abfälle	Restmüllcontainer	täglich
Abgelaufene Medikamente	Apotheke:	monatlich
Fehlerhafte Röntgenbilder	Lieferfirma neuer Röntgenbilder	ca. alle 2 Monate
Altbatterien	spez. Behälter	wenn voll
Glühbirnen	Restmüllcontainer	täglich
Neonröhren	Austausch im Elektrogeschäft	unverzüglich bei Defekt
Bioabfälle	Biotonne	unverzüglich
Einmalelektroden	Restmüllcontainer	täglich
Infusionsbesteck a) ungefährliche Abfälle b) gefährliche,infektiöse Abfälle	a) Restmüllcontainer b) Behälter der Firma:	a) täglich b) täglich
Kanülen, Spritzen	Behälter der Firma:	täglich
Tintenpatronen vom Drucker	Restmüll	unverzüglich
Tonerkartuschen	Rückgabe im Austausch	unverzüglich
Abgelaufene Medikamente (Arzneimittel)	spezieller Behälter Apotheke oder Hersteller*	1 x wöchentlich
Normale Gipsbinden	Restmüllcontainer	täglich
Kunststoffgipsbinden	Plastikcontainer	täglich

Mit * gekennzeichnete Produkte sind zum Teil keine gefährlichen Abfälle, jedoch aufgrund der geringen Mengen oder sonstiger Gefährdung bzw. der einfacheren Handhabung den gefährlichen Abfällen zugeordnet.

Abb. 26. Checkliste Abfall ⃞

Dienstleistungsrealisierung im Gesundheitswesen

Albert Schweitzer

Was ist ein Prozess? Ein Prozess verwandelt Eingaben in Ergebnisse.

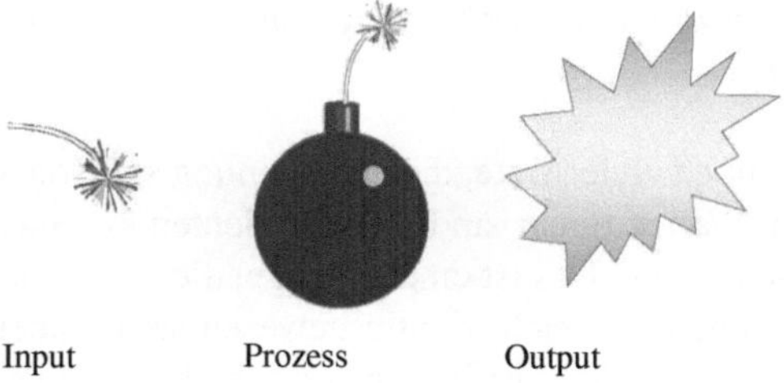

Alle qualitätsrelevanten Prozesse sollten geplant und in Verfahrensanweisungen aufgezeichnet werden. Sehr gut eignen sich dafür Fluss- bzw. Ablaufdiagramme.

Patientenbeziehungsprozesse

Die Beziehungen zum Patienten, die Wünsche und Erwartungen des Patienten an den Arzt müssen überdacht und gegebenenfalls neu geplant werden. Prozesse, die schon sehr lange gleich ablaufen, sollten durchleuchtet und neu betrachtet werden. Die Transparenz der Abläufe wächst, meistens tritt in solchen Fällen auch eine Optimierung ein.

Gerade bei nicht direkt medizinischen Betreuungsprozessen, an denen der Arzt eigentlich nur am Rande mitwirkt, kann durch die Erstellung von Ablaufdiagrammen und Arbeitsanweisungen eine vom Arzt beeinflussbare und gleichbleibende Qualität erreicht werden. Wenn z.B. die Patientenanmeldung immer nach dem gleichen – mit dem Arzt abgestimmten – Schema abläuft und der Patient dadurch das Gefühl hat, gut betreut zu werden, spricht das für die Qualität der Ordination.

Siehe Abb. 27. Verfahrensanweisung Neupatient

Siehe Abb. 28. Verfahrensanweisung Rezeptausstellung

Der Patient (Kunde) der Zukunft wird immer mehr erwarten und der Mitbewerb unter den Ärzten wird europaweit wachsen. Überlegen Sie sich: Warum soll der Patient gerade zu Ihnen kommen? Gibt es für Ihre Praxis, für Ihr Labor Alleinstellungsmerkmale? Dem Einfallsreichtum sind hier keine Grenzen gesetzt – Ihre Patienten werden es Ihnen lohnen.

Bereits umgesetzte Beispiele (europaweit):

- Wartezeitgarantie – keine längere Wartezeit als 15 Minuten – wenn der Patient länger warten muss, erhält er eine Gutschrift von EUR 30,00
- Einmal wöchentlich Praxisclown für Kinder
- Zusendung eines Erstinfopaketes bevor der Patient das erste Mal kommt
- SMS-Reminder am Handy des Patienten, damit dieser den Termin nicht vergisst
- Praxisshuttle zur Abholung von Patienten
- 8 Jahre Garantie bei zahnärztlichen Arbeiten auf die Technik
- Gartenwartezimmer

Es gibt nach wie vor noch viele Ärzte, die der Meinung sind, dass es egal ist, wie alt ihre Zeitschriften im Wartezimmer sind. »Die Patienten kommen wegen mir, nicht wegen meiner Zeitschriften«. Das ist eine Aussage, die ich immer wieder höre. Das mag in der Vergangenheit vielleicht richtig gewesen sein – aber heute ist es nicht mehr so. Der Patient will beides – eine gute ärztliche Betreuung, aber auch ein passendes Ambiente. Und dazu gehören zum Beispiel auch – so banal es klingen mag – aktuelle Zeitschriften. Haben Sie Ihre Patienten eigentlich schon einmal gefragt, welche Zeitschriften bevorzugt aufliegen sollten? Tun Sie es, Ihre Patienten werden begeistert sein, wenn Sie die eine oder andere Zeitschrift, die sie sich gewünscht haben, in Zukunft bei Ihnen finden werden.

Der Behandlungsprozess beginnt üblicherweise mit der so genannten Vertragsprüfung, d.h. der Klärung, ob die Patientenerwartungen erfüllt werden können. Nachstehend ein Beispiel eines Orthopäden:

Anmeldung/Empfang
- Sicherstellen, dass die vom Patienten an die Praxis gestellten Anforderungen erfüllt werden können.
- Sicherstellen, dass ein gültiger Behandlungsvertrag gegeben ist.
- Sicherstellen, dass es zu einer zügigen Abwicklung (kurze Wartezeiten, Einhaltung der vereinbarten Termine) durch ein optimiertes Terminsystem kommt.
- Sicherstellen, dass eine angenehme Atomsphäre herrscht (freundliches Auftreten, entsprechende Einrichtungen im Wartezimmer etc.)

Erstuntersuchung
- Klärung der Erfüllbarkeit der Patientenerwartung
- Erhebung der Anamnese
- Sicherstellen einer aktuellen Diagnose (inkl. allfälliger klinischer Untersuchungen und optionaler Zusatzuntersuchungen wie Röntgen, Laboruntersuchungen etc.)
- Aufklärung und Information des Patienten anhand der endgültigen Diagnose
- Aufklärung über Diagnose und über mögliche Therapien in einer dem Patienten verständlichen Wortwahl, unter
- Zuhilfenahme von Anschauungsobjekten

Behandlung
Sicherstellung des Therapieerfolges durch
- klare Regelungen und Vorgehensweisen,
- klare Verantwortlichkeiten,
- klare Therapiepläne und Medikationen,
- klar geregelte Vorbereitungen,
- praxishygienische Regelungen,
- laufende Zwischenuntersuchungen ,
- Hinzuziehung einschlägiger Regelwerke.

Abschluss
- Diagnoseergebnisse und Therapieverlauf bestimmen die Notwendigkeit von Überweisungen zu anderen Ärzten oder Einrichtungen.
- Festlegung des Therapieerfolges in einem Patientengespräch und Aufnahme in die Leistungsstatistik.
- Festlegung allfälliger Übungsprogramme und Verhaltensweisen (z.B. Berufs- und Sportberatung, Ergonomie).

Kommunikation mit dem Patienten

Die Kommunikation mit dem Patienten ist eine Visitenkarte jeder Praxis. Diese beginnt bei der ersten Kontaktaufnahme des Patienten am Telefon. Eine freundliche, gut informierte Sprechstundenhilfe gibt dem Patienten beim Erstkontakt schon ein positives Gefühl. Wenn der Patient dann in die Praxis kommt und sofort mit seinem Namen angesprochen wird, wächst das Vertrauen.

Wichtig scheint auch, dass der Patient alle Angaben nur einmal machen muss – d.h. Doppelbefragungen durch Sprechstundenhilfe und Arzt sollten zum Wohle des Patienten vermieden werden.

Die Kommunikation mit dem Patienten sollte nicht von der jeweiligen Mitarbeiterin abhängen, sondern bei allen Mitarbeiterinnen gleich ablaufen. Das gibt dem Patienten ein Gefühl der Sicherheit, er weiß, was auf ihn zukommt.

⬚ *Siehe Abb. 29. Arbeitsanweisung Terminvergabe*

Patientenbeschwerden

Beschwerden von Patienten wird es immer wieder geben. Wichtig ist nur, wie damit umgegangen wird. Mit einer geregelten, dokumentierten Vorgehensweise können Patientenbeschwerden durchaus zum Positiven gewendet werden. Die Professionalität einer Organisation zeigt sich spätestens beim Umgang mit Beschwerden.

Jede Mitarbeiterin muss wissen, was sie in solch einem Fall zu tun hat. Sie muss wissen, welche Entscheidungen sie selbst treffen darf. Und es muss ihr klar sein, ab wann der Chef einzuschalten ist. Patientenbeschwerden sollten dokumentiert werden, das kann ganz unbürokratisch z.B. im Rahmen des Fehlermanagements gehandhabt werden.

Das Wichtigste bei der Kommunikation mit dem Patienten sind motivierte Menschen in einer Praxis, die den Patienten zufriedenstellen, vielleicht sogar auch begeistern wollen.

Eigentum des Kunden (Patienten)

Alle für die Durchführung einer Behandlung bzw. Untersuchung notwendigen, vom Patienten beigestellten Produkte oder Gegenstände sollten mit der entsprechenden Sorgfalt angenommen, gelagert und gehandhabt werden. Dies können z.B. Heilbehelfe, Zahnprothesen, Röntgenbilder, Medikamente, sonstige Privatgegenstände etc. sein. Diese Produkte oder Gegenstände sind bei der Annahme zu registrieren.

Bei Verlust oder Beschädigung eines beigestellten Produkts sollte der Patient informiert werden. Diese Information muss dokumentiert werden. Eventuelle Haftungs- und Versicherungsfragen bei Schadenersatzansprüchen sollten im Sinne des Patienten rasch geklärt werden.

Auch der vom Patienten mitgebrachte Impfstoff für FMSE ist »Kundeneigentum«. Der Arzt ist vor der Verwendung verpflichtet, den Impfstoff auf Identität und eventuelle Mängel zu überprüfen. Im Falle einer Komplikation würde der Arzt haften, wenn er nicht nachweisen könnte, dass er den Impfstoff ordnungsgemäß übernommen hat.

Bei Kassenpraxen sollte unter diesem Punkt auch das Vorgehen bei Fehlen eines Krankenscheines geregelt werden. Im Sinne einer positiven Kommunikation mit dem Patienten ist hier eine einheitliche Vorgangsweise mit immer gleichen Konsequenzen empfehlenswert.

Im Bereich der Forschung fallen unter diesen Punkt auch vertraulich zu behandelnde Daten und Informationen, die mit Interessenspartnern ausgetauscht werden. Meist ist dies jedoch in den jeweiligen Kooperationsabkommen mit Forschungsgeldgebern oder Firmen vertraglich geregelt.

Rückverfolgbarkeit der Dienstleistungen

Die Rückverfolgbarkeit der Leistung des Arztes ist immer dann von essentieller Bedeutung, wenn es um eine Haftungsfrage, um eine Klage oder dergleichen geht. Wir haben in Europa, Gott sei Dank, noch keine amerikanischen Verhältnisse, wo inzwischen manche Ärzte den Patienten vom Betreten der Praxis bis zum Verlassen filmen, um bei eventuellen Reklamationen abgesichert zu sein.

Aber auch bei uns nehmen die Patientenbeschwerden bei den Ärztekammern zu – derzeit wird jährlich eine Steigerung von 100% gemeldet. Und dieser Trend wird sicherlich weiter nach oben gehen. Aus diesem Grund ist eine klar geregelte Dienstleistung, die jederzeit dokumentiert nachverfolgt werden kann, die beste Absicherung des Arztes.

Das angewendete Kennzeichnungs- und Zuordnungssystem sollte jede Maßnahme, Anordnung und Ausführung zu jedem Zeitpunkt verwechslungsfrei nachvollziehbar machen. Das Instrument für die Rückverfolgbarkeit ist die Patientenkartei und/oder der Patientenakt. Unter anderem sind in diesem alle erhobenen Befunde, die verordneten Medikamente und ihre Dosierung zu vermerken.

Ein wichtiger Punkt ist die Identifikation des Patienten. Gerade bei älteren oder verwirrten Personen sollte man nicht: »Sind Sie Frau Nau?« fragen, sondern: »Wie ist Ihr Name?«

Die Rückverfolgbarkeit bzw. Nachvollziehbarkeit bei diversen Dienstleistungen (z.B. Blutdruckmessung etc.) sowie von hergestellten Produkten (z.B. Blutproben etc.) sollte durch die eingesetzten Verfahren sichergestellt sein. Die Rückverfolgbarkeit und deren Dokumentation basiert entweder auf einer rechtlichen Grundlage (z.B. Ärztegesetz, Vorschrift der Gesundheitsbehörde, Arzneimittelgesetz etc.) oder auf einer freiwilligen Verpflichtung.

Im Labor erfolgt die Kennzeichnung von Patientenproben in den meisten Fällen durch Aufkleben von Barcodeetiketten. Mit dieser Labornummer werden die Patienten in der EDV erfasst. Gemessene Werte werden der Labornummer zugeordnet und dann als Befund verschickt. Die Rückverfolgbarkeit ist durch die Archivierung in der EDV gewährleistet.

Siehe Abb. 30. Verfahrensanweisung Prozess Routinelabor

Produktkonservierung

Die Handhabung, Lagerung, Verpackung und der Versand von Produkten (z.B. Blutproben, Abstrichen, Gewebsentnahmen etc.) hat einen unmittelbaren Einfluss auf die Qualität, die für die Patientenversorgung oder Behandlung notwendig ist. Durch von Praxismitarbeitern erstellte Handhabungsvorschriften sollte eine Beschädigung oder Beeinträchtigung der Produkte vermieden werden.

Die Lagerung von Produkten hat in dafür vorgesehenen Lagerbereichen – nach Möglichkeit geordnet – zu erfolgen. Der Suchaufwand hält sich dann in Grenzen.

Eingelagerte Produkte sollten in jedem Fall eindeutig gekennzeichnet und gegen negative äußere Einflüsse geschützt werden.

Der Zustand und Vorrat aller eingelagerten Produkte sollte regelmäßig von der Sprechstundenhilfe kontrolliert werden. Vor allem sollte auf ein möglich vorhandenes Ablaufdatum geachtet werden.

Die Verpackung und der Versand von Proben sollte in jedem Fall mit höchster Priorität und laut den nationalen und internationalen Vorschriften erfolgen.

Beschaffung

Selbst in der kleinsten Praxis sollte dem Einkauf Bedeutung geschenkt werden. Nirgendwo lässt sich Geld schneller verdienen als mit einer geplanten und gut ausgewählten Beschaffung. Es sollten – wenn möglich – immer größere Mengen (Halbjahres- oder Jahresmengen) angeschafft werden, meistens bekommt man dafür einen günstigeren Preis. Teuer kauft man immer dann, wenn etwas überraschend ausgegangen ist und das Produkt – um jeden Preis – schnell wiederbeschafft werden muss. Eine einfache Lagerliste, die von der Sprechstundenhilfe geführt wird, kann dem Abhilfe schaffen. Bewährt hat sich auch eine halbjährliche Kontrolle des Verbrauchs diverser Güter. Ausreißer (z.B. übermäßiger Verbrauch von Materialien) können so schnell identifiziert werden. Preisvergleiche bei verschiedenen Lieferanten sind von Vorteil.

☐ *Siehe Abb. 31. Verfahrensanweisung Prozess Beschaffung*

Lieferantenauswahl

Überlegen Sie sich, wie Sie derzeit Ihre Lieferanten auswählen. Macht es Sinn, dass Sie hier mehr und nach von Ihnen festgelegten Kriterien vergleichen? Oder kaufen Sie immer dort, wo es am billigsten ist? Fest steht, dass eine Auswahl der Lieferanten unter Beachtung der Qualitätskriterien sicherstellt, dass die gekauften Produkte den Bedingungen und Anforderungen des Praxisablaufes und des Versorgungsprozesses entsprechen.

☐ *Siehe Abb. 32. Checkliste Lieferantenauswahl*

Wer kauft was ein?

Die Zuständigkeit, wer für welche Beschaffung verantwortlich ist, sollte schriftlich festgelegt werden. Regeln Sie hier auch gleich, wer für das Einholen von Vergleichsangeboten zuständig ist. Die Bestellung sollte dann alle notwendigen Angaben enthalten, die zu einer einwandfreien und vollständigen Lieferung durch den Lieferanten notwendig sind. Wichtig sind auch die Zahlungskonditionen: sehr oft wird bei der Bestellung auf den Vermerk vergessen, dass ein Skonto vereinbart wurde. Last but not least sollte auf der Bestellung der Vermerk »Lieferung frei Haus« nicht fehlen, Sie ersparen sich so unnötige Portokosten.

Besonderes Augenmerk sollte der Beschaffung und Einholung von medizinischen Befunden (Facharztbefunde, Untersuchungen externer medizinischer Labors etc.) geschenkt werden. Die Zeit zwischen der Anforderung und dem Eintreffen des Befundes sollte erfasst und gegebenenfalls mit anderen Einrichtungen verglichen werden.

Überprüfen des Wareneingangs, eingetroffene Befunde

Beschaffte Waren sollten bei der Lieferung auf ihre Richtigkeit überprüft werden. Immer wieder bemerke ich hier in Organisationen, dass es keine einheitliche Vorgangsweise gibt. Es ist aber wichtig, dass jemand dafür zuständig ist, mögliche Reklamationen rasch einzuleiten.

Passen Sie auf, dass nicht Folgendes passiert: Die Sprechstundenhilfe übernimmt eine mangelhafte Ware und reklamiert ordnungsgemäß bei der Lieferfirma. Eine andere Mitarbeiterin ist für das Bezahlen der Eingangsrechnungen zuständig, weiß nichts von dieser Reklamation und bezahlt die Rechnung. Dann beginnt ein lästiges Hin und Her mit dem Lieferanten, weil er sich nicht mehr zuständig fühlt, da er sein Geld bereits bekommen hat.

Eingetroffene medizinische Befunde sollten innerhalb einer festgelegten Frist von der Sprechstundenhilfe dem Arzt vorgelegt werden.

Siehe Abb. 33. Checkliste Wareneingang

Lieferantenbewertung

Eine regelmäßige Lieferantenbewertung macht dort Sinn, wo Umsatz und Art der beschafften Ware einen größeren Einfluss auf die Praxis haben. Wenn dies der Fall ist, sollten Sie die betreffenden Lieferanten bewerten. Sie legen fest, was Ihnen wichtig ist, z.B.
- Qualität
- Betreuung
- Lieferfähigkeit
- Termineinhaltung
- Verhalten bei Reklamationen
- Reaktionszeit (z.B. bei Gerätestörungen)

Die Bewertung der Lieferanten sollte von den Mitarbeitern durchgeführt werden, die am meisten mit den Produkten oder Geräten dieses Lieferanten zu tun haben.

Es kommt immer wieder vor, dass Lieferanten zwar bei der Lieferung eines Gerätes ausgezeichnet arbeiten, wenn aber Störungen am Gerät auftreten, katastrophale Leistungen bieten. Hier ist es dann wichtig, dass nicht nur der Praxisinhaber, der das Gerät gekauft hat, bewertet, sondern auch der Mitarbeiter, der einen Teil seiner Zeit mit Reklamationen beim Lieferanten verbringt. Diese Lieferantenbewertungen sollten für Sie eine sachliche Diskussionsgrundlage für Ihre nächsten Gespräche und die nächsten Preisverhandlungen mit Ihren Lieferanten sein.

☐ *Siehe Abb. 34. Lieferantenbewertungsblatt*

Überwachungs- und Messmittel

Immer wieder kommt es vor, dass ein Gerät kaputt wird und dann die Suche nach der Rechnung beginnt: wo und wann wurde es gekauft, gibt es vielleicht noch eine Garantie, wie oft wurde das Gerät überhaupt schon repariert?

Sämtliche Prüfmittel sollten in einer tabellarischen Übersicht erfasst werden. Diese Liste soll die Intervalle der Überprüfungen und Kalibrierungen, beziehungsweise den Verantwortlichen für die Überprüfungen dokumentieren. Die Intervalle der Überprüfungen richten sich nach den Angaben der Hersteller, den gesetzlichen Auflagen oder werden aufgrund von Erfahrungen individuell festgelegt.

Durch eine systematische Überwachung der in der Praxis benützten Gegenstände und Gerätschaften, mit denen medizinisch relevante Ergebnisse erzielt werden, wird sichergestellt, dass alle Prüf- und Messmittel während ihrer Verwendung den vorgegebenen Erfordernissen genügen.

Es hat sich bewährt, dass sämtliche Unterlagen, die die Überwachung, Kalibrierung oder Reparatur betreffen, nach Geräten geordnet abgelegt werden. So kann dann zum Beispiel auch ganz einfach verfolgt werden, wie anfällig ein Gerät ist bzw. wie oft es repariert werden muss. Überlegen Sie sich, ob ein sogenanntes »Gerätestammblatt« Sinn macht.

Bei der Entdeckung von fehlerhaften Prüfmitteln ist die Weiterverwendung sofort auszuschließen bzw. muss eruiert werden, ob aufgrund eventuell vorhergehender, nicht erkannter Fehlmessungen Maßnahmen eingeleitet werden müssen.

☐ *Siehe Abb. 35. Gerätestammblatt*

☐ *Siehe Abb. 36. Checkliste Wartungsliste Zahnarzt*

☐ *Siehe Abb. 37. Verfahrensanweisung Überwachungs- und Messmittel*

Forschung

Der Vollständigkeit halber möchte ich kurz auch auf das Thema Forschung eingehen. Wenn es bei Ihnen nicht relevant ist, überblättern Sie einfach die nächsten Seiten.

Qualitätsmanagement ist in der Forschung noch nicht sehr verbreitet. Trotzdem gibt es einige wenige Laborchefs, die diesen Weg bereits eingeschlagen haben – am Anfang noch sehr zögernd, aber dann mit immer größerer Begeisterung. Tatsache ist, dass immer mehr Forschungsgeldgeber Qualitätsmanagementsysteme fordern und für Mittelzuteilungen verlangen.

Nachstehend ein Beispiel eines geregelten Forschungsprozesses, der zwar den Eindruck erweckt, viel Arbeit zu verursachen, aber in der Durchführung sehr viele positive Erkenntnisse bringt. Außerdem gilt in der Organisation der Forschung: Einmal festgelegt, immer verwendbar – so wird Forschung nachvollziehbar und messbar.

Planung von Forschungsprozessen

Forschungsprozesse müssen geplant werden. Die Anzahl und die Qualität der aus den Forschungsprojekten resultierenden Publikationen, die Höhe der bereitgestellten Forschungsmittel und die Aufrechterhaltung bzw. Neugenehmigung von Forschungsprojekten stellen ein Maß für eine zufriedenstellende Zusammenarbeit mit Forschungsgeldgebern dar.

Forschungseingaben

Die für das jeweilige Forschungsprojekt erforderlichen Anforderungen müssen festgelegt und dokumentiert werden. Funktions- und Leistungsanforderungen, eventuell erforderliche behördliche und gesetzliche Bestimmungen und bereits bestehende Informationen aus früheren internen und externen Projekten sollten miteinfließen. Das kann zum Beispiel mittels einer Checkliste im Rahmen einer Besprechung erfolgen. Die Ergebnisse dieser Projektprüfung sind zu dokumentieren und in der Projektplanung zu berücksichtigen.

Forschungsergebnisse

Forschungsergebnisse sind zu protokollieren, zum Beispiel in Arbeitsprotokollen. Dadurch wird eine entsprechende Auswertung und eine Rückverfolgbarkeit der Arbeitsschritte gewährleistet. Zwischen- und Endberichte sollten bei den Projektleitern aufliegen.

Wissenschaftliche Publikationen sollten in die Dokumentation der Forschungsergebnisse miteinfließen. Somit wird sichergestellt, dass jederzeit geprüft werden kann, ob die Ergebnisse die Projektvorgaben erfüllen. Bei Abschluss eines Projektes sollte ein Endbericht erstellt werden oder eine wissenschaftliche Publikation erfolgen. Die Herausgabe von Publikationen sollte mit den Forschungsgeldgebern in

Hinblick auf vertraglich festgelegte Bestimmungen bezüglich Veröffentlichung von Daten abgeklärt werden.

Bewertung der Forschungsergebnisse

Der Ablauf der Projekte sollte in regelmäßigen Abständen geprüft, bewertet und auch entsprechend dokumentiert werden. Eventuell auftretende Probleme müssen erkannt und entsprechende Folgemaßnahmen diskutiert weren. Diese Prüfung kann im Rahmen von Besprechungen erfolgen.

Forschungsverifizierung

Die Forschungsergebnisse sollten den Forschungseingaben entsprechen. Der Nachweis, dass die festgelegten Anforderungen erfüllt werden, wird mit der Verifizierung bestätigt. Die Ergebnisse der Verifizierung sollten aufgezeichnet werden.

Forschungsvalidierung

Durch die Validierung wird bestätigt, dass die Forderungen an das Projekt erfüllt wurden. Die Validierung trägt wesentlich zur Zufriedenstellung der Forschungsgeldgeber bei. Die Ergebnisse der Validierung können im Endbericht und in Publikationen dokumentiert werden.

☐ *Siehe Abb. 38. Verfahrensanweisung Prozess Forschung*

Verfahrensanweisung Neupatient
Version 1
Seite 1 von 2
Erstellt von:
Geprüft und freigegeben am:
Durch:

Verfahrensanweisung

Neupatient

Verteiler:
EDV

Ziel:
Geregelter Ablauf der Behandlungsabläufe von Neupatienten eines Zahnarztes

Durchführung:
Seite 2

Abb. 27. Verfahrensanweisung Neupatient Seite 1 ▯

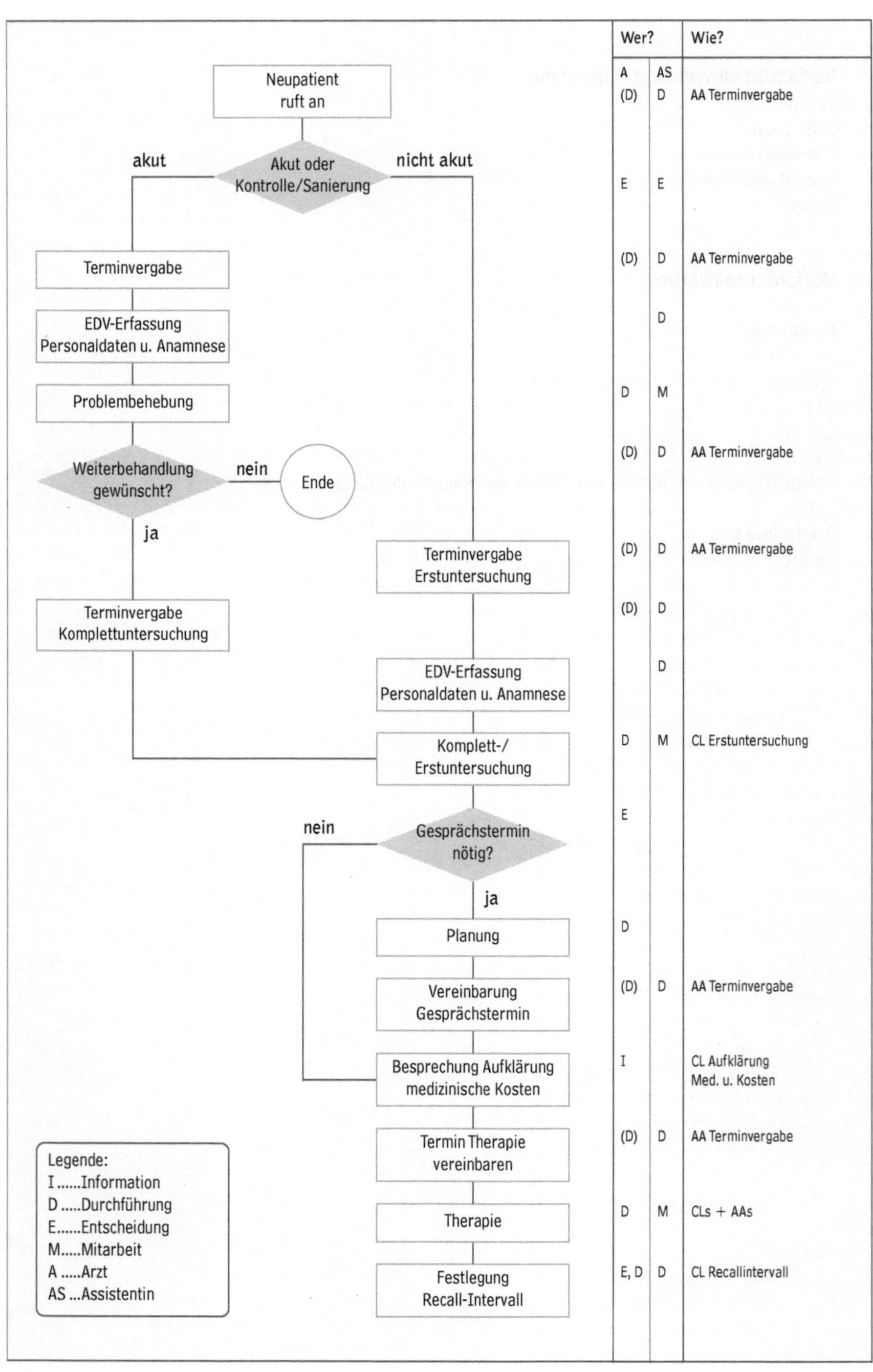

Abb. 27. Verfahrensanweisung Neupatient Seite 2 ▯

Verfahrensanweisung Rezeptausstellung
Version 1
Seite 1 von 2
Erstellt von:
Geprüft und freigegeben am:
Durch:

Verfahrensanweisung

Einfache Rezeptausstellung

Verteiler:
EDV

Ziel:
Geregelter Ablauf bei der Rezeptausstellung

Durchführung:
Seite 2

Abb. 28. Verfahrensanweisung Rezeptausstellung Seite 1 🗋

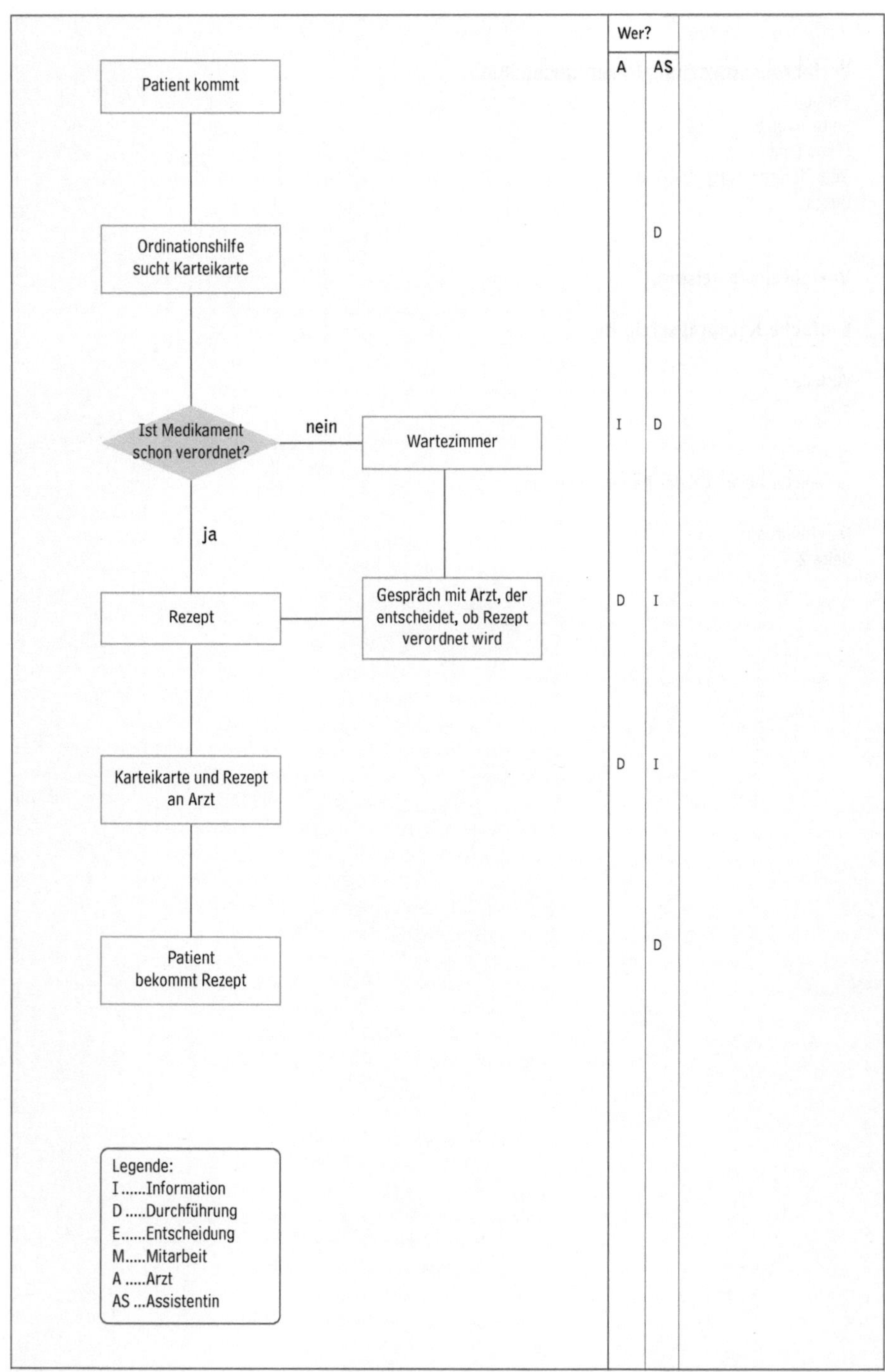

Abb. 28. Verfahrensanweisung Rezeptausstellung Seite 2

Arbeitsanweisung Terminvergabe
Version 1
Seite 1 von 1
Erstellt von:
Geprüft und freigegeben am:
Durch:

Arbeitsanweisung

Terminvergabe

☐ Nach dem Abheben des Telefonhörers stellt man sich vor:
»Ordination Dr. X, Name, Guten Tag«

☐ Klären, ob der Patient Stammpatient oder Neupatient ist.

☐ Nachdem der Patient sein Anliegen geschildert hat, wird in drei Situationen unterschieden:

☐ Situation 1 – Schmerzpatient
Er bekommt noch am selben Tag einen Termin.
Wichtig – der Patient muss das Gefühl haben, dass wir sein Problem ernst nehmen.

☐ Situation 2 – Stammpatient
Er erhält Termin nach Wunsch und nach Verfügbarkeit.

☐ Situation 3 – Neupatient
Er erhält Ersttermin nach Verfügbarkeit am Ende des Tages.
Beim Telefongespräch werden Name, Adresse und Telefonnummer aufgeschrieben.

Abb. 29. Arbeitsanweisung Terminvergabe ▯

Verfahrensanweisung Prozess Routinelabor
Version 1
Seite 1 von 2
Erstellt von:
Geprüft und freigegeben am:
Durch:

Verfahrensanweisung

Prozess Routinelabor

Verteiler:
EDV

Ziel:
Geregelter Arbeitsablauf im Routinelabor

Durchführung:
Seite 2

Abb. 30. Verfahrensanweisung Prozess Routinelabor Seite 1 ▯

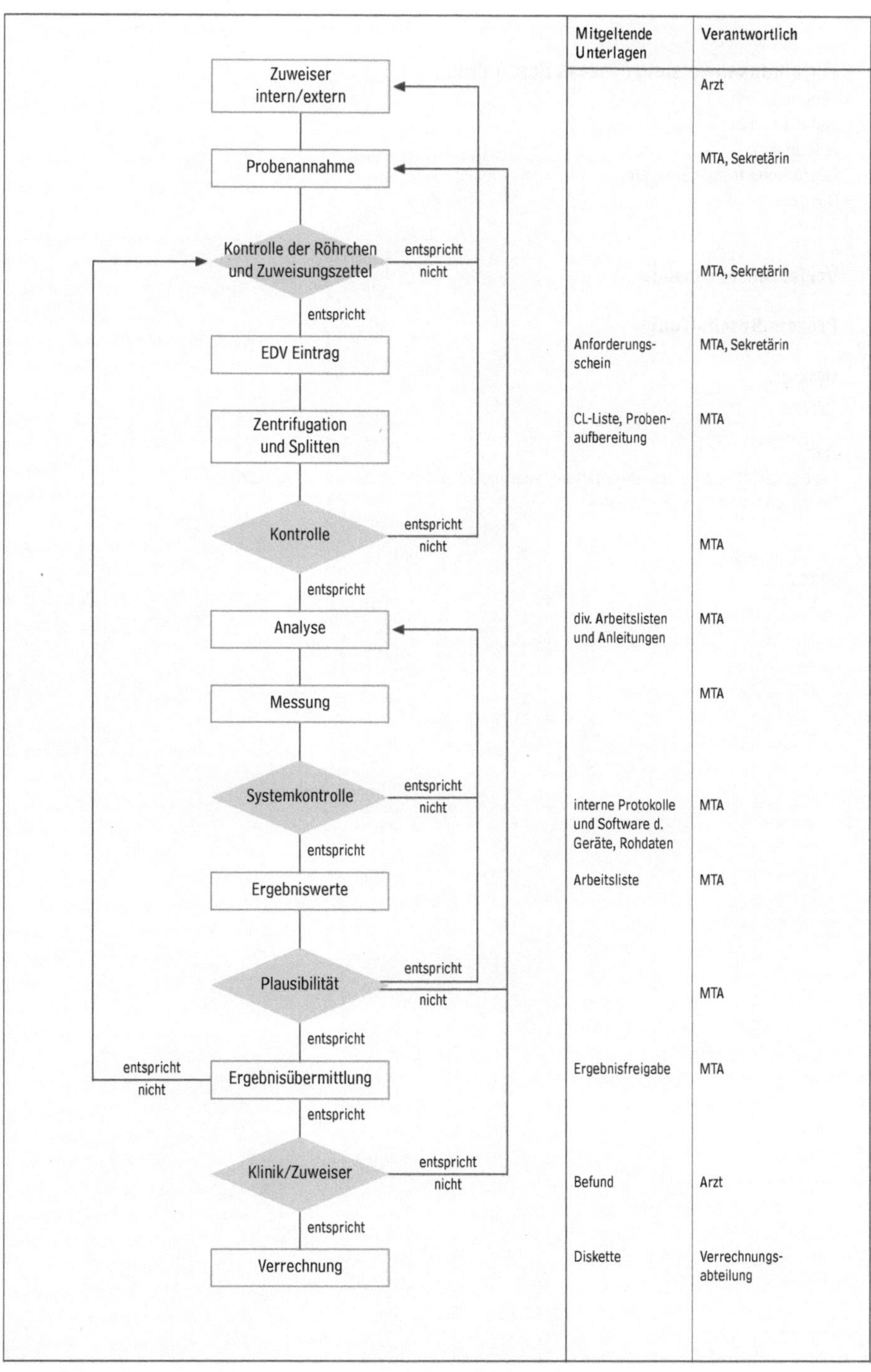

Abb. 30. Verfahrensanweisung Prozess Routinelabor Seite 2 🗋

Verfahrensanweisung Prozess Beschaffung
Version 1
Seite: 1 von 2
Erstellt von:
Geprüft und freigegeben am:
Durch:

Verfahrensanweisung

Prozess Beschaffung

Verteiler:
EDV

Ziel:
Geregelter Ablauf bei der Beschaffung aller medizinischen und nicht medizinischen
Gebrauchs- und Verbrauchsgüter.

Durchführung:
Seite 2

Abb. 31. Verfahrensanweisung Prozess Beschaffung Seite 1

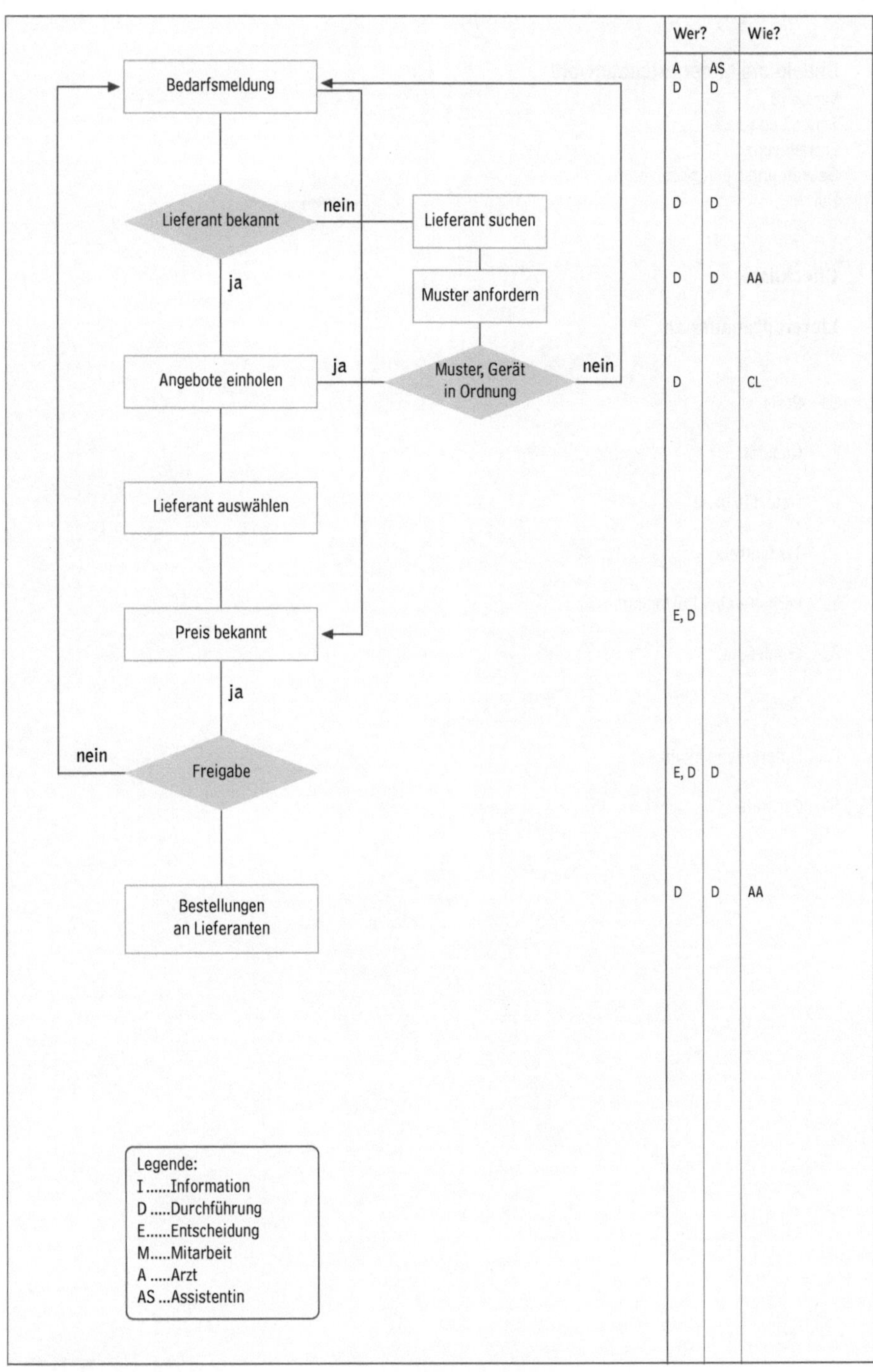

Abb. 31. Verfahrensanweisung Prozess Beschaffung Seite 2 ☐

Checkliste Lieferantenauswahl
Version 1
Seite: 1 von 1
Erstellt von:
Geprüft und freigegeben am:
Durch:

Checkliste

Lieferantenauswahl

☐ Preis

☐ Qualität

☐ Lieferfähigkeit

☐ Termintreue

☐ Verhalten bei Reklamationen

☐ Ersatzteile

☐ Service

☐ Lieferbedingungen

☐ Garantie

Abb. 32. Checkliste Lieferantenauswahl ☐

Checkliste Wareneingang
Version 1
Seite 1 von 1
Erstellt von:
Geprüft und freigegeben am:
Durch:

Checkliste

Wareneingang

☐ Warensendung übernehmen und auf Lieferdokument des
    Paketdienstes Praxisstempel und Unterschrift anbringen.

☐ Paket öffnen.

☐ Eingangsstempel auf Lieferschein.

☐ Materialien mit Lieferschein überprüfen,
    mit Namenskürzel abzeichnen.

☐ Kontrolle ob die gelieferten Materialien in Ordnung sind.
    Eventuelle Mängel geltend machen.

☐ Lieferschein in Ordner »Lieferscheine« ablegen.

☐ Rechnung (falls mit Sendung) in das Sekretariat legen.

☐ Materialien, die in der EDV-Materialverwaltung geführt werden,
    in diese eingeben.

☐ Materialien im Lager verräumen.
    (Achtung auf Ablaufdatum; first in first out)

Abb. 33. Checkliste Wareneingang ☐

Lieferantenbewertungsblatt

Firma

		2002	2003	2004
01	Qualität der Produkte (max. 40 Punkte)	⊔	⊔	⊔
02	Umwelt/Sicherheit (max. 5 Punkte)	⊔	⊔	⊔
03	Nennung verbindlicher Liefertermine (max. 5 Punkte)	⊔	⊔	⊔
04	Termineinhaltung (max. 12,5 Punkte)	⊔	⊔	⊔
05	Behandlung von Eilbestellungen bzw. Eilaufträgen (max. 2,5 Punkte)	⊔	⊔	⊔
06	Marktkonformität der Preise (max. 15 Punkte)	⊔	⊔	⊔
07	Verhalten bei Garantieansprüchen/Reklamation (max. 10 Punkte)	⊔	⊔	⊔
08	Technische Informationen (max. 2,5 Punkte)	⊔	⊔	⊔
09	Beziehungen zwischen beiden Firmen (max. 5 Punkte)	⊔	⊔	⊔
10	Vertreterverhalten (max. 2,5 Punkte)	⊔	⊔	⊔
	Summe	⊔	⊔	⊔

Der Lieferant erreichte im Jahr _______ _______ % der Punkte
und ist damit als

☐   Vorzugslieferant (85 bis 100 %)

☐   Guter Lieferant (75 bis 84,5 %)

einzustufen.

Der Lieferant ereichte nur _______ % der möglichen Punkte.
Die gesetzten Maßnahmen werden auf der Rückseite des Lieferantenbewertungsblattes beschrieben.

Abb. 34. Lieferantenbewertungsblatt ☐

Gerätestammblatt

Bezeichnung:

Inventarnummer:

Herstellername / Typenbezeichnung:

Standort:

Datum der Beschaffung:

Anlieferungszustand:

Datum der Inbetriebnahme:

Seriennummer:

Hinweise:

Anweisung:

Reparatur, Austausch, eventuelle Kosten:

Abb. 35. Gerätestammblatt

Checkliste Wartungsliste
Version 1
Seite 1 von 2
Erstellt von:
Geprüft und freigegeben am:
Durch:

Checkliste

Wartungsliste

Bitte Namenskürzel und Datum im zugehörigen Feld nach durchgeführter Wartung eintragen.

▸ **Klimanalage: Regelmäßig Filter reinigen**

Jan	Feb	März	April	Mai	Juni	Juli	Aug	Sept	Okt	Nov	Dez

▸ **Polymerisationslicht: Überprüfung monatlich mit Radiometer**

Jan	Feb	März	April	Mai	Juni	Juli	Aug	Sept	Okt	Nov	Dez

▸ **Vakuummischer: Ölwechsel einmal jährlich**

2002	2003	2004

▸ **Glasperlensterilisator: Kontrolle jährlich mit Temperaturfühler**

2002	2003	2004

▸ **Autoklav 24: Jährlich durch autorisiertes Fachpersonal**

2002	2003	2004

Abb. 36. Checkliste Wartungsliste Zahnarzt Seite 1 ▯

Checkliste Wartungsliste
Version 1
Seite 2 von 2
Erstellt von:
Geprüft und freigegeben am:
Durch:

▶ **Kühlschrank: Alle 3 Monate abtauen**

Jan	Feb	März	April	Mai	Juni	Juli	Aug	Sept	Okt	Nov	Dez

▶ **Vakuummixer: Ölwechsel einmal jährlich**

2002	2003	2004

▶ **Kleinbildröntgengerät: Einmal jährlich durch autorisiertes Fachpersonal**

2002	2003	2004

▶ **Panoramaröntgen: Einmal jährlich durch autorisiertes Fachpersonal**

2002	2003	2004

▶ **Polimerisationslampen: Monatlich**

Jan	Feb	März	April	Mai	Juni	Juli	Aug	Sept	Okt	Nov	Dez

Abb. 36. Checkliste Wartungsliste Zahnarzt Seite 2 ☐

Verfahrensanweisung Überwachungs- und Messmittel
Version 1
Seite X von X
Erstellt von:
Geprüft und freigegeben am:
Durch:

Verfahrensanweisung

Überwachungs- und Messmittel

Ziel:
Alle Prüfmittel und qualitätsrelevanten Einrichtungen sind zu erfassen und periodisch nach festgesetzten Richtlinien auf Funktionstüchtigkeit und Messabweichungen zu überprüfen.

Verteiler:
EDV

Geltungsbereich:
Alle Prüfmittel und Einrichtungen des analytischen Labors und alle Mess- und Prüfeinrichtungen, die zur Erfassung von Qualitätsmerkmalen dienen.

Durchführung

Die Datei »Geräteliste« enthält die Liste der verwendeten Prüfmittel und Einrichtungen, die spezifischen Gerätewartungen, Überprüfungen und Kalibrierungen, sowie die Intervalle, in denen zu prüfen ist, beziehungsweise, wer die Verantwortung für die Überprüfung trägt.

Intervalle

Die Intervalle der Prüfmittelkontrolle richten sich nach den Angaben der Hersteller, den gesetzlichen Auflagen (z.B. dem Eichgesetz) oder werden aufgrund von Erfahrungen individuell festgelegt.

Kalibrierung

Art und Zeitpunkt der Kalibrierungen werden in der Geräteliste miterfasst, sofern sie nicht bei den einzelnen Analysenmethoden anders geregelt sind.

Eichpflichtige Geräte

Die eingesetzten, eichpflichtigen Prüfmittel werden von einer, durch das Bundesamt für Eich- und Vermessungswesen autorisierten Stelle überwacht. Als Prüfbeleg gelten in diesem Fall die Eichplakette auf dem Gerät oder das Prüfzeugnis (Gerätebuch).

Abb. 37. Verfahrensanweisung Überwachungs- und Messmittel Seite 1 ☐

Primärmessmittel

Die Primärmessmittel im Prüflaboratorium werden in festgelegten Intervallen einer analogen Überprüfung unterzogen. Die Intervalle sind in der Geräteliste festgelegt.
Da mehrere geeichte Thermometer vorhanden sind, die auch für Prüfzwecke eingesetzt werden, wird jenes für die Prüfmittelüberwachung (Primärmessmittel) im Safe aufbewahrt.
Die Laborwaagen werden wöchentlich durch Starten des internen Kalibrierprogrammes, jährlich im Zuge der Wartungsarbeiten durch die Fa. X überprüft.
Bei Neuanschaffung von Messmitteln, die einen Kalibrierschein erfordern, ist in einer geeigneten Form fetzulegen, wie die Rückführbarkeit auf nationale oder internationale Normale zu gewährleisten ist, z.B. durch Beauftragung einer akkreditierten Kalibrierstelle.

Aufzeichnungen

Sämtliche Unterlagen, die Überwachung, Kalibrierung oder Reparatur betreffen, werden gesammelt und, nach Geräten geordnet, im Ordner »Gerätebuch« abgelegt. Alle Arbeiten, die an einem Gerät erbracht werden, werden in der Geräteliste mit Datum und Ergebnissen vermerkt.

Neben den Daten der regelmäßigen Wartungen und Kalibrationen werden auch alle Veränderungen an den Geräten in der Geräteliste protokolliert, z.B. Beschädigungen, Funktionsstörungen und Reparaturen. Alle außergewöhnlichen Vorkommnisse wie Geräteaussetzer, unübliche Geräusche oder nicht reproduzierbare Schwankungen sollten auch dort festgehalten werden.

Wo die Kalibration ein integraler Bestandteil der Messung ist, wird oftmals auf die Erstellung eines eigenen Dokumentes zur Prüfmittelüberwachung verzichtet und diese mit der Prüfmethode geregelt. Dem Ordner »Gerätebuch« kann entnommen werden, wie die Vorgangsweise im speziellen Fall lautet.
Auch Geräte, die keiner festgelegten Prüfmittelkontrolle unterliegen, sind in der Geräteliste mit Gerätenamen, Anlagenummer, Anschaffungsdatum im Gerätestammblatt erfasst. Vermerke zu diesen Geräten werden auch dort protokolliert.

Strahlenschutzüberwachung

Mit Hilfe des Geiger-Müllerzählers werden die Radioaktiv-Arbeitsplätze nach Benützung kontrolliert und freigegeben. Werte werden in der Radioaktiv-Datei eingetragen.
Der Wischtest für Arbeiten mit langlebigen Isotopen wird bei Bedarf durchgeführt. Ergebnisse werden ebenfalls in die Radioaktiv-Datei eingetragen.
Ergänzend zur Geräteliste wird der Strahlenschutzordner geführt. Dort werden sämtliche den Strahlenschutz betreffende Unterlagen abgelegt, zum Beispiel auch die Auswertung der Personendosimeter. Kontrollordner liegt im Geräteraum auf.

Kalibrier- und Prüfstand

Dieser ist aus den Unterlagen zu den jeweiligen Prüfmitteln (dem Gerätebuch und der Geräteliste) zu entnehmen.
Jeder, der ein Messgerät zum Einsatz bringt, hat sich über den Prüfzustand zu informieren, und gegebenenfalls nötige Kalibrierungen und Wartungen durchzuführen.

Abb. 37. Verfahrensanweisung Überwachungs- und Messmittel Seite 2 🗋

Chemische Prüfmittel

Die gebrauchsfertigen Reagenziensätze (z.B. Photometer-Eichlösung) gelten als Prüfmittel und werden in felstgelegtem Rhythmus eingesetzt.
Schnelltests und Teststreifen gelten nicht als Prüfmittel (z.B.: Indikatorstreifen).

Wartung

Die laufende Wartung der Geräte (z. B. Reinigungsarbeiten) wird als Prüfmittelkontrolle aufgefasst und als solche in der Geräteliste festgehalten.

Identifikation

Bei Messgeräten, die nur einfach vorhanden sind, genügt zur Identifikation die Angabe des Herstellers und die Typenbezeichnung.
Bei allen anderen mit Ausnahme der Messgefäße aus Glas, die nur auf mechanische Schäden zu untersuchen sind und bei Beschädigung ausgeschieden werden, wird die Seriennummer des Herstellers zur eindeutigen Identifikation herangezogen. Die zusätzliche Vergabe interner Nummern und Gerätenamen ist zulässig.

Vorgangsweise bei Entdeckung fehlerhafter Prüfmittel

Werden fehlerhafte Prüfmittel als solche erkannt, wird ein Reparaturschein mit Beschreibung des Fehlers und Angabe der Gerätenummer ausgefüllt und mit Kostenstellenkleber an das technische Servicezentrum gefaxt. Diese Prüfmittel werden dann von der Reparatur wieder zurückgebracht. Ausgangsdatum, Eingangsdatum und Beschreibung des Fehlers müssen in die Gerätedatei eingetragen werden. Prüfmittel, die nicht mehr zu reparieren sind, werden automatisch nach Rücksprache mit der Laborleitung ersetzt. Diese erhalten eine neue Anlagenummer, der Datensatz des alten Prüfmittels bleibt erhalten und wird in der Datei als »ausgetragen« gekennzeichnet.
Fehlerhafte Prüfmittel aus Glas werden ausgeschieden (z.B. Pipetten).

Beschaffung von Prüfmitteln

Die Anforderungen an das Prüfmittel werden vom Laborleiter definiert. Die Beschaffung erfolgt entsprechend dem Beschaffungsprozess.

Mitgeltende Unterlagen:

Gerätebuch
Geräteliste

Abb. 37. Verfahrensanweisung Überwachungs- und Messmittel Seite 3 🗋

Verfahrensanweisung Prozess Forschung
Version 1
Seite 1 von 2
Erstellt von:
Geprüft und freigegeben am:
Durch:

Verfahrensanweisung

Prozess Forschung

Verteiler:
EDV

Ziel:
Geregelter Arbeitsablauf bei der Forschung

Durchführung:
Seite 2

Abb. 38. Verfahrensanweisung Prozess Forschung Seite 1 ☐

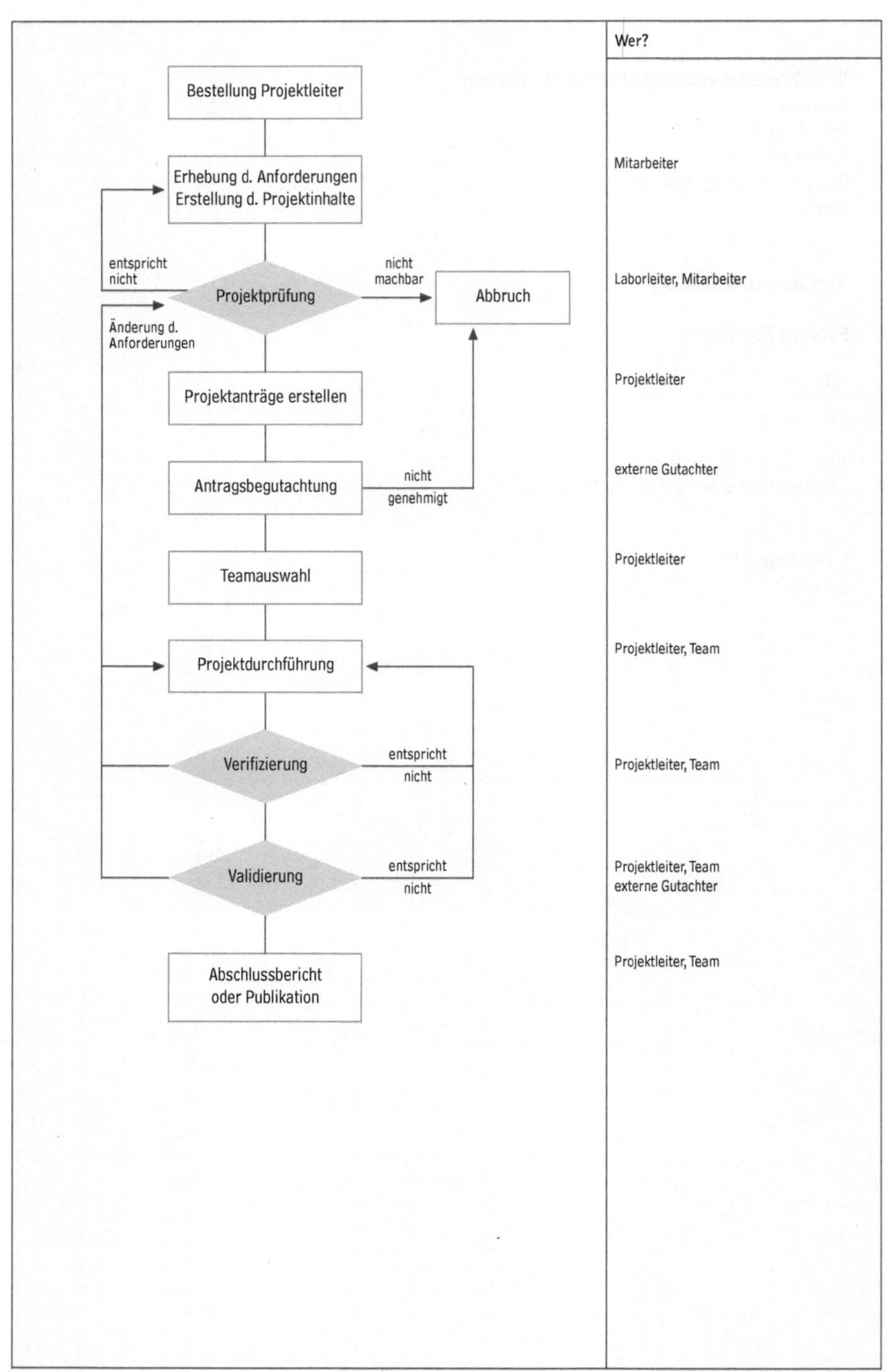

Abb. 38. Verfahrensanweisung Prozess Forschung Seite 2

Messung, Analyse und Verbesserung

Kontinuierliche Verbesserung ist besser
als hinausgeschobene Perfektion.
Mark Twain

Ohne dazugehörige Messungen kann es keine dauerhafte, kontinuierliche Verbesserung geben. Dies rührt ganz einfach daher, dass alle nicht messbaren Bewertungen subjektiv getroffen werden. Jedem von uns passiert es fast tagtäglich, dass er Dinge aus seinem Empfinden – »aus dem Bauch heraus« – bewertet. Was auf solche Bewertungen folgt, sind meistens emotionale Diskussionen.

Qualitätsmanagement bietet aber sachliche Entscheidungsgrundlagen. Anhand messbarer Qualitätsziele und anderer Größen kann die Beherrschbarkeit von Prozessen und Abläufen objektiv beurteilt werden. Natürlich bedeutet die Erfassung und Auswertung von Messgrößen Aufwand. Deshalb sollte man sich auch genau überlegen, was man messen will. Der Erfolg, der sich dadurch einstellt, rechtfertigt den Aufwand allemal.

Wenn z.B. Ihr subjektives Empfinden über die Wartezeit der Patienten in der Praxis von dem der Patienten abweicht – d.h. Sie sind der Meinung, die Patienten warten maximal 15 Minuten, die Patienten beschweren sich aber, weil sie eine halbe Stunde warten müssen – kann eine einfache Messung Abhilfe schaffen. Relativ formlos vermerkt Ihre Sprechstundenhilfe beim Eintreffen des Patienten die Uhrzeit – Sie vermerken wiederum die Uhrzeit, wann der Patient das Arztzimmer betritt. Am Ende des Tages oder am Ende der Woche werden die erhobenen Daten ausgewertet. Dadurch ermitteln Sie eine Durchschnittswartezeit, anhand derer Sie Maßnahmen setzen können – oder auch nicht. Vor allem kennen Sie aber die Wartezeit Ihrer Patienten anhand von Fakten.

Zeitmessungen werden sinnvollerweise immer einen Monat lang durchgeführt, damit sie aussagekräftig sind. Nach einem Jahr sollte eine Wiederholmessung durchgeführt werden, so sehen Sie, ob die eingeleiteten Maßnahmen gegriffen haben.

Eine weitere Messgröße könnten zum Beispiel die Patientenneuzugänge sein. Wenn keine neuen Patienten mehr zu Ihnen kommen, kann Ihnen das entweder recht sein, weil Sie sowieso schon an der Grenze des Zumutbaren arbeiten, es kann aber auch sein, dass Sie neue Patienten brauchen, damit Ihre Ordination langfristig überlebt.

Im Labor kann der Probendurchsatz interessant sein. Will ich diesen anheben oder senken? Genauso interessant könnte die Zeit der Befunddauer sein. Wie lange dauert es, bis der Patient den Befund in Händen hat? Ist dieser Zeitraum vertretbar?

In der Forschung wird die Höhe der gewonnenen Drittmittel interessant sein, aber vielleicht auch die Anzahl der Publikationen unter Berücksichtigung des Impact-Faktors.

Messen macht überall dort Sinn, wo Sie Auskünfte über das Funktionieren Ihrer Prozesse ableiten können. Sehr oft kommen durch diese Messungen Tatsachen ans Tageslicht, die man bisher falsch eingeschätzt hat. Genau deshalb ist es so wertvoll, Fakten am Tisch liegen zu haben. Es ist dann Ihre Entscheidung, wie Sie mit diesen Fakten umgehen. Vielleicht sind Sie zufrieden damit. Das kann auch sein. Sehr viel öfter aber sind diese Messungen für den Leiter einer Organisation Anstoß zu neuen Taten und neuen Zielen.

Patientenzufriedenheit

Die wichtigste Messgröße ist die Patientenzufriedenheit. Diese sollte in regelmäßigen Abständen von Ihnen bewertet werden. Am einfachsten geht das mit einem Patientenfragebogen, der in Ihrer Praxis aufliegt oder von Ihrer Sprechstundenhilfe mit freundlichen Worten an den Patienten übergeben wird. Der Fragebogen sollte nicht länger als zwei DIN A4 Seiten sein. Gestalten Sie ihn einfach und übersichtlich und geben Sie immer eine gerade Anzahl von Antwortmöglichkeiten (4 oder 6 Möglichkeiten), so muss sich der Patient immer für besser oder schlechter entscheiden. Bei fünf Antwortmöglichkeiten jedoch kann er sich immer für die Mitte entscheiden und das Ergebnis ist wenig aussagekräftig. Die Möglichkeit für freie Kommentare und Textformulierungen sollte eingeräumt werden.

Wenn Sie ehrliche Antworten erhalten wollen, geben Sie den befragten Patienten die Möglichkeit der Anonymität. Die Patientenumfrage sollte einen Monat lang durchgeführt werden, damit ein repräsentativer Durchschnitt erreicht wird. Sie müssen dafür Sorge tragen, dass das Ausfüllen und die Rückgabe des Fragebogens für den Patient nicht umständlich sind. Am besten stellen Sie in der Praxis eine Box auf, in die die Patienten den ausgefüllten Fragebogen anonym einwerfen können. Die Erfahrung zeigt, wenn Patienten den Fragebogen erst einmal mit nach Hause genommen haben, wird der Rücklauf bedeutend schlechter. Einerseits wird das Ausfüllen vielfach vergessen, andererseits ist es sehr umständlich, den Fragebogen zur Post tragen zu müssen.

Die Patientenfragebögen müssen natürlich ausgewertet werden. Diese Auswertung wird Ihnen Aufschluss darüber geben, wie zufrieden Ihre Patienten sind. Sie werden aber sicherlich auch den einen oder anderen Punkt entdecken, bei dem es Verbesserungsmöglichkeiten gibt.

Siehe Abb. 39. Patientenfragebogen

Als ich in einem Vortrag in Salzburg auf das Thema Patientenbefragung zu sprechen kam, widersprach mir ein anwesender Arzt sehr heftig. Er hatte eine Patientenbefragung durchgeführt und dabei war herausgekommen, dass ein Großteil seiner Patienten der Meinung war, er sei (verkehrstechnisch) sehr schwer erreichbar. Nachdem das für ihn ein Umstand sei, den er nicht ändern könne, würde er eine solche Befragung nie wieder durchführen. Er war erkennbar verärgert über seine Patienten, weil sie etwas bemängelt hatten, was er für nicht änderbar hielt. Diese Einstellung ist gefährlich. So lange seine Praxis exzellent läuft, wird er mit seiner Einstellung kein Problem haben. Allerdings hat er mir auf genaueres Nachfragen bestätigt, dass er laufend Patienten verliert. Daher wäre er eigentlich dazu gezwungen, auf die Ergebnisse der Patientenbefragung anders zu reagieren. Er muss sich überlegen, was er tun kann, denn schließlich geht es ja letztlich um die Absicherung seiner Zukunft. Er wird Maßnahmen setzen müssen, die von einem Praxisshuttleservice bis zur Verlegung der Praxis reichen können.

Ich bin davon überzeugt, dass es keine Organisation auf der Welt gibt, die es sich leisten kann, Kundenwünsche zu ignorieren. Und deshalb müssen Sie auch die Wünsche Ihrer Patienten ernst nehmen.

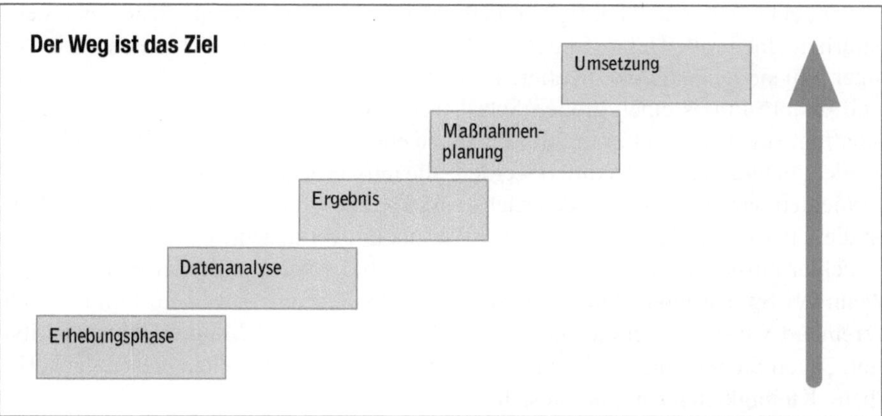

Fehlermanagement

Fehler passieren immer und überall. Die Frage ist nur, wie man mit Fehlern umgeht. Zweifelsohne wird niemand Freude an Fehlern haben, trotzdem ist es wichtig, Fehler auch als Chancen zu sehen. Am Umgang mit Fehlern erkennt man meistens die Kultur einer Organisation. Fehler können in allen Phasen und Abläufen auftreten – wie z.B. bei der Terminvergabe, in der Organisation, bei falsch verstandenen Patientenwünschen etc.

Der normale Umgang mit Fehlern ist: Jemand macht einen Fehler, jemand (meistens der Chef) regt sich darüber auf, alle arbeiten dann fieberhaft an der Fehlerbehebung, danach aber wird das Ganze schnell vergessen. Und manchmal passiert derselbe Fehler nach kurzer Zeit schon wieder …

Fehler müssen deshalb dokumentiert werden – ganz einfach auf einem Formblatt – oder bei kleineren und häufigeren Fehlern auf einer Fehlersammelliste. Dies stellt natürlich eine große Herausforderung dar. Niemand gibt gerne Fehler zu, noch weniger will sie jemand dokumentieren. Trotzdem sollten Sie dieses Thema angehen, weil es Ihre Praxis einen großen Schritt nach vorne bringen wird. Sie müssen es schaffen, eine Fehlerkultur in Ihrer Praxis zu entwickeln. Fehler müssen zugelassen werden, Fehler müssen diskutiert werden, alle müssen sich Gedanken machen: »Wie vermeiden wir diesen Fehler das nächste Mal?« Die Frage muss immer sein: »Was ist die Ursache für den Fehler?«, nie: »Wer hat ihn verursacht?«

Fehler müssen auch bewertet werden – es gibt keinen Fehler, der nichts kostet. Wenn Ihre Sprechstundenhilfe fünf Minuten telefonieren muss, weil ein Termin falsch vereinbart wurde, kostet das außer der Telefongebühr fünf Minuten ihrer Arbeitszeit. Sagen Sie jetzt nicht: »Das ist ja eine lächerliche Zahl.« Viele dieser »lächerlichen« Kleinigkeiten summieren sich.

Ich habe in einer unserer Schulungen mit niedergelassenen Ärzten auf einer Flipchart dokumentiert, welche Kleinigkeiten sie bei ihrer täglichen Arbeit stören – nach zwei voll beschriebenen Blättern habe ich abgebrochen – es war aber noch kein Ende in Sicht.

Viele kleine Dinge stören den täglichen Ablauf in der Praxis – vom nicht nachgefüllten Luftbefeuchter bis zum nicht bereit liegende Tupfer. Sie können sich z.B. täglich aufs Neue darüber ärgern, Sie können aber auch Ihrer Assistentin am Ende der Woche eine einfache Fehlerstrichliste zeigen und sie um Besserung ersuchen. Sie wird überrascht sein, wie oft sie etwas vergessen hat und wird sich tatsächlich in der nächsten Woche bemühen, alles so zu machen, wie Sie es haben wollen. Wenn Sie aber am Ende der Woche nur entnervt sagen: »Es passiert ja ständig, dass Sie etwas vergessen«, klingt das nur ganz allgemein und nicht besonders beeindruckend.

Bei größeren Fehlern sollten – außer, dass sofort Maßnahmen zur Bebehebung gesetzt werden – Überlegungen zur künftigen Vermeidung angestellt werden. Sehr oft kommt man aber auch bei einer gemeinsamen Diskussion über einen Fehler zu Verbesserungsmaßnahmen. Gerade deshalb sind Diskussionen über Fehler so wertvoll.

In regelmäßigen Abständen sollten die Fehler zusammengestellt werden – so können Fehlerhäufungen ausgemacht und Korrekturmaßnahmen eingeleitet werden. Eine wichtige Größe bei dieser Fehlerzusammenstellung sind die Fehlerkosten. Sie werden über deren Höhe überrascht sein und sofort gemeinsam mit Ihren Mitarbeitern eine Senkung der Fehlerkosten um 10% als Qualitätsziel beschließen.

☐ *Siehe Abb. 40. Fehlermeldeblatt*

☐ *Siehe Abb. 41. Fehlerstrichliste*

☐ *Siehe Abb. 42. Arbeitsanweisung Fehlermanagement*

Auswertungen

Bei Auswertungen gilt ganz klar: Weniger ist mehr. Sie sollten sich genau überlegen, was Sie erheben wollen bzw. was Sie über Ihre Praxis wissen wollen. Legen Sie sich auf ein paar aussagekräftige Auswertungen fest – alles Übertriebene macht keinen Sinn. Wichtig ist, dass das Werkzeug, das Sie zu einem erfolgreichen Führen Ihrer Praxis brauchen, vorhanden ist.

Gerade in Zeiten der EDV wird vielerorts ein Wildwuchs an Auswertungen betrieben, der außer Mengen an Papier nichts bewirkt. Dokumentieren Sie, welche Auswertungen regelmäßig in Ihrer Praxis gemacht werden und legen Sie auch dafür wieder Zuständigkeiten fest. So erleichtern Sie sich die Kontrolle.

Interne Qualitätsaudits

Einmal im Jahr sollte ein interner Check gemacht werden, ob das Qualitätsmanagementsystem so gelebt wird, wie es festgelegt wurde. Dies kann durch einen Mitarbeiter geschehen, der sich sowohl mit der Norm als auch mit dem Qualitätsmanagementsystem der Organisation auskennt. In manchen Praxen finden diese internen Audits auch gegenseitig statt – so profitiert dann jeder vom anderen. Die Durchführung der internen Audits erfolgt sinnvollerweise anhand einer an die Organisation angepassten Checkliste. Auch diese internen Audits sollten gleich zu Beginn des Jahres geplant werden – wenn der Termin dann einmal fixiert ist, wird er nicht vergessen.

Verbesserung, Vorbeugung

Reduzierte Bürokratie, Prozessvereinfachungen, Vermeidung von Doppelgleisigkeiten, Mitarbeiterverantwortung – all das sind Dinge, die zur Verbesserung des Praxisablaufes beitragen.

Qualitätsmanagement einzuführen heißt auch, Aufbruchstimmung erzeugen – bei sich selbst, aber auch beim Team. Es geht darum, ohne aktuellen Anlass Verbesserungen anzustreben. Hier kann es um grundlegende Verbesserungen für die Zukunft einer Praxis gehen – z.B. um Überlegungen, wie sich die Praxis dem Patienten besser präsentieren kann, welche Zusatzleistungen sie bieten kann etc. Das könne aber auch ganz kleine Verbesserungen sein. Trotzdem sollte Raum und Verständnis für alle Überlegungen geschaffen werden.

Meistens teilen Mitarbeiter ihrem Chef Verbesserungsideen zwischen Tür und Angel mit, der Chef hört zu, sagt, »ja, das könnten wir uns überlegen« und hat es im nächsten Augenblick schon wieder vergessen. Nicht, weil er es vergessen will, sondern weil einfach zu viele Dinge in seinem Kopf herumschwirren, die alle gleich wichtig sind. Wenn das einem Mitarbeiter aber das fünfte Mal passiert, wird er demotiviert und wird sicherlich keine Verbesserungsideen mehr einbringen. Deshalb ist z.B. ein Verbesserungsblatt eine für beide Seiten gute Einrichtung. Der Mitarbeiter dokumentiert seinen Verbesserungsvorschlag, der Chef hat ihn dann schriftlich vorliegen und vergisst ihn nicht. Es muss dann natürlich zur Kultur eines Chefs gehören, dass der Mitarbeiter Feedback auf seine Idee bekommt. Der Mitarbeiter wird auch nicht beleidigt sein, wenn der Chef seine Idee ablehnt – es geht nur darum, dass die Ablehnung begründet wird.

Das Gefühl, gemeinsam ein Ziel erreichen zu wollen, beflügelt das Team. Mitgestalten zu können, eröffnet auch oft ungeahntes Potential. Der kontinuierliche Verbesserungsprozess muss in der Praxis gelebt werden. Der Arzt und das Team sichern damit den langfristigen Erfolg der Praxis und schaffen für sich ein Klima, in dem Leistung jeden Tag wieder aufs Neue Freude macht.

Siehe Abb. 43. Verbesserungsblatt

Bewertung des Managementsystems

Einmal im Jahr sollte der Leiter der Organisation die Wirksamkeit seines Qualitätsmanagementsystems bewerten. Er erhebt, ob die wichtigsten Qualitätsziele erreicht wurden, analysiert die Ursachen für die Nichterreichung eines Zieles und setzt für das Folgejahr neue Ziele.

In fast allen Organisationen sind die Kundenzufriedenheit und die Mitarbeiterzufriedenheit zwei Ziele, die bei der Bewertung des Systems immer vertreten sind. Auch die Wirtschaftlichkeit kann anhand der Fehlerkosten analysiert werden. Bei dieser Managementbewertung sollte all das einfließen, was Auswirkungen auf die Organisation hat – seien es Änderungen, die im nächsten Jahr auf die Organisation zukommen aber auch der Stand von Verbesserungsmaßnahmen oder Kundenbeschwerden u.ä.

Die Bewertung des Qualitätmanagementsystems sollte so einfach wie möglich erfolgen. Am besten geeignet ist ein DIN-A4-Blatt, das alle interessanten Informationen enthält. Der Leiter der Organisation vergleicht: Was waren die gesetzten Ziele für das abgelaufene Jahr, was wurde erreicht? Wenn Ziele nicht erreicht wurden, wird analysiert, warum. Maßnahmen werden überlegt. Zum Schluss werden für das kommende Jahr neue Ziele gesetzt. Mit dieser jährlichen Rückschau und Vorausschau hat der Praxisinhaber ein aussagekräftiges Instrument für seine Organisation.

☐ *Siehe Abb. 44. Bewertungsblatt Qualitätsmanagementsystem*

Siehe Abb. 45. Regelkreis Qualität (Prozesslandkarte)

Der Nutzen eines Qualitätsmanagementsystems

Organisationen im Gesundheitswesen, die ein Qualitätsmanagementsystem einge-führt haben und in denen dieses System auch vom ganzen Team gelebt wird, be-schreiben dessen Nutzen unter anderem so:

* Bessere Arbeit bei gleichen Kosten
* Optimierte Dienstleistung
* Besseres Arbeitsumfeld
* Unternehmenskultur
* Besseres Arbeitsklima
* Mitarbeiter haben Zielausrichtung
* Kostenoptimierung

Auf die Frage, was bei der Einführung des Qualitätsmanagementsystems wichtig war, sind folgende Antworten die häufigsten:

* Ausdauer
* Selbstkritische Chefs
* Konsequenz in der Umsetzung
* Chefs müssen mit Vorbild führen
* Nicht als Projekt ansehen
* Offen für Veränderungen sein

Patientenbefragung

Fragebogen

Bewertungsskala 1 – 4
1 bedeutet ausgezeichnet
4 ist vernichtend

1.   Waren Sie mit der Erstkontaktaufnahme zur Praxis zufrieden?

   Sehr Gut (1) .... ☐
   Gut (2) .... ☐
   Befriedigend (3) .... ☐
   Nicht Zufriedenstellend (4) .... ☐

2.   Waren Sie mit der Terminvergabe zufrieden?

   Sehr Gut (1) .... ☐
   Gut (2) .... ☐
   Befriedigend (3) .... ☐
   Nicht Zufriedenstellend (4) .... ☐

3.   Wenn es Wartezeiten gab, wie lange haben Sie durchschnittlich gewartet?

   0 – 10 Minuten .... ☐
   10 – 20 Minuten .... ☐
   20 – 30 Minuten .... ☐
   Länger als 30 Minuten .... ☐

4.   Sind Sie mit den Ordinationszeiten zufrieden?

   Sehr Gut (1) .... ☐
   Gut (2) .... ☐
   Befriedigend (3) .... ☐
   Nicht Zufriedenstellend (4) .... ☐

5.   Welche Wünsche bezüglich der Ordinationszeit hätten Sie?

   ____
   ____
   ____
   ____
   ____
   ____

Abb. 39. Patientenbefragung – Fragebogen Seite 1

6. Wie beurteilen Sie das Verständnis und die Zuwendung unserer MitarbeiterInnen?

    Sehr Gut (1) .... ☐
    Gut (2) .... ☐
    Befriedigend (3) .... ☐
    Nicht Zufriedenstellend (4) .... ☐

7. Sind Sie mit der Sauberkeit und Hygiene unserer Ordination zufrieden?

    Sehr Gut (1) .... ☐
    Gut (2) .... ☐
    Befriedigend (3) .... ☐
    Nicht Zufriedenstellend (4) .... ☐

8. Hat sich der behandelnde Arzt genügend Zeit für das Patientengespräch genommen?

    Sehr Gut (1) .... ☐
    Gut (2) .... ☐
    Befriedigend (3) .... ☐
    Nicht Zufriedenstellend (4) .... ☐

9. Wurden Sie optimal über die Behandlungsmöglichkeiten aufgeklärt?

    Sehr Gut (1) .... ☐
    Gut (2) .... ☐
    Befriedigend (3) .... ☐
    Nicht Zufriedenstellend (4) .... ☐

10. Wurden Sie genügend über die anfallenden Kosten informiert?

    Sehr Gut (1) .... ☐
    Gut (2) .... ☐
    Befriedigend (3) .... ☐
    Nicht Zufriedenstellend (4) .... ☐

11. Waren Sie mit der Organisation der Weiterbehandlungen und Folgetermine zufrieden?

    Sehr Gut (1) .... ☐
    Gut (2) .... ☐
    Befriedigend (3) .... ☐
    Nicht Zufriedenstellend (4) .... ☐

Abb. 39. Patientenbefragung – Fragebogen Seite 2 ☐

12. Wie sind Sie mit dem Warte- und Empfangsbereich zufrieden?

Sehr Gut (1) .... ☐
Gut (2) .... ☐
Befriedigend (3) .... ☐
Nicht Zufriedenstellend (4) .... ☐

13. Was fehlt Ihnen im Wartezimmer?

____
____
____
____
____
____

14. Bitte teilen Sie uns allgemeine Verbesserungswünsche mit:

____
____
____
____
____
____

Herzlichen Dank!

Abb. 39. Patientenbefragung – Fragebogen Seite 3 🗋

Fehlermeldeblatt

Datum:

Aussteller:

Beschreibung des Fehlers, Mangels oder der Situation:

Maßnahmen:

Erledigung:

Geschätzte Kosten für die Behebung:

Abb. 40. Fehlermeldeblatt

Fehlerstrichliste

Fehlerart	Jan	Feb	März	April	Mai	Juni	Juli	Aug	Sept	Okt	Nov	Dez

Abb. 41. Fehlerstrichliste

Arbeitsanweisung Fehlermanagement
Version 1
Seite X von X
Erstellt von:
Geprüft und freigegeben am:
Durch:

Arbeitsanweisung

Fehlermanagement

Ziel:
Dokumentierung von Fehlern, um daraus zu lernen.

Durchführung

Sämtliche Fehler, die im gesamten organisatorischen Ablauf der Praxis sowie rund um die Behandlungen
auftreten, müssen entweder auf dem Fehlermeldeblatt oder auf der Fehlerstrichliste dokumentiert werden. Auf der Fehlerstrichliste werden alle kleinen Fehler (geschätzte Fehlerkosten unter 50 Euro) aufge-
führt.

Alle Patienten(Kunden)beschwerden und gravierenden Fehler mit geschätzten Fehlerkosten über 50 Euro
werden auf einem Fehlermeldeblatt beschrieben und dem Ordinationsleiter oder dem Qualitätsmanager
unverzüglich vorgelegt.
Auf Kundenbeschwerden kann so unmittelbar reagiert werden.

Auswertung

Halbjährlich werden die Fehlerstrichlisten und Meldeblätter vom Ordinationsleiter in Form eines kurzen
Berichtes ausgewertet. Im Rahmen einer Teambesprechung werden Maßnahmen zur zukünftigen Reduzie-
rung von Fehlern diskutiert und festgelegt.

Ausfüllen der Meldeblätter

Meldeblätter sollen zügig bearbeitet werden. Die fertig ausgefüllten Meldeblätter sind von den MitarbeiterInnen an den Qualitätsmanager weiterzuleiten. Ein Meldeblatt ist dann fertiggestellt, wenn der
Fehler oder Mangel behoben wurde.

Beschreibung des Fehlers, Mangels oder der Situation

Jeder der einen Fehler feststellt, soll in kurzen, verständlichen Stichworten über die Situation informieren,
damit der Sachverhalt nachvollziehbar ist.

Abb. 42. Arbeitsanweisung Fehlermanagement Seite 1 ⃞

Mögliche Ursachen, Maßnahmen

Der Ersteller soll mögliche oder tatsächliche Ursachen des Fehlers beschreiben und analysieren sowie die Behebung des Fehlers oder Mangels beschreiben. Maßnahmen sollten immer auch im Rahmen eines kontinuierlichen Verbesserungsprozesses gesehen werden – d.h. es geht einerseits um die rasche Fehlerbehebung – andererseits aber auch um die Frage – was tun wir, dass dieser Fehler nicht mehr auftritt.

Erledigung

Es ist festzulegen, wer die Verantwortung für die Erledigung übernommen hat und wann die Erledigung erfolgt ist. Die Erledigung ist vom Qualitätsmanager mit Datum und seiner Unterschrift zu versehen.

Wichtig

Die Maßnahmen und die Erledigung sind immer im Sinne einer kontinuierlichen Verbesserung zu sehen und sind daher nicht als persönlicher Angriff einer Einzelperson zu sehen.

Geschätzte Kosten

Hier sind nach Möglichkeit die geschätzten Kosten einzutragen oder zumindest die aufgewendeten Arbeitsstunde und Materialien.

Mitgeltende Unterlagen:

Meldeblatt
Fehlerstrichliste

Abb. 42. Arbeitsanweisung Fehlermanagement Seite 2 □

Verbesserungsblatt

Datum:

Aussteller:

Problembeschreibung/Verbesserungsvorschlag:

Maßnahmen:

Erledigung:

Geschätzte Kosten für Problembehebung/Verbesserung:

Abb. 43. Verbesserungsblatt

Bewertungsblatt Qualitätsmanagementsystem

Qualitätsziele	Indikatoren	Soll	Ist				
		Ziele für das laufende Jahr	Erreichung abgelaufenes Jahr	Ziel erreicht ja / nein	Analyse (nicht erreicht)	Maßnahmen	Subziele Folgejahr
Patienten-zufriedenheit	Patientenumfrage (Skala 1 – 4)						
Mitarbeiter-zufriedenheit	Mitarbeiterumfrage (Skala 1 – 4)						
Wirtschaftlichkeit	Fehlerkosten						
Patienten-Neuzugänge	Anzahl						
Wartezeiten	Messung 1 Monat Durchschnitt						

Abb. 44. Bewertungsblatt Qualitätsmanagementsystem ☐

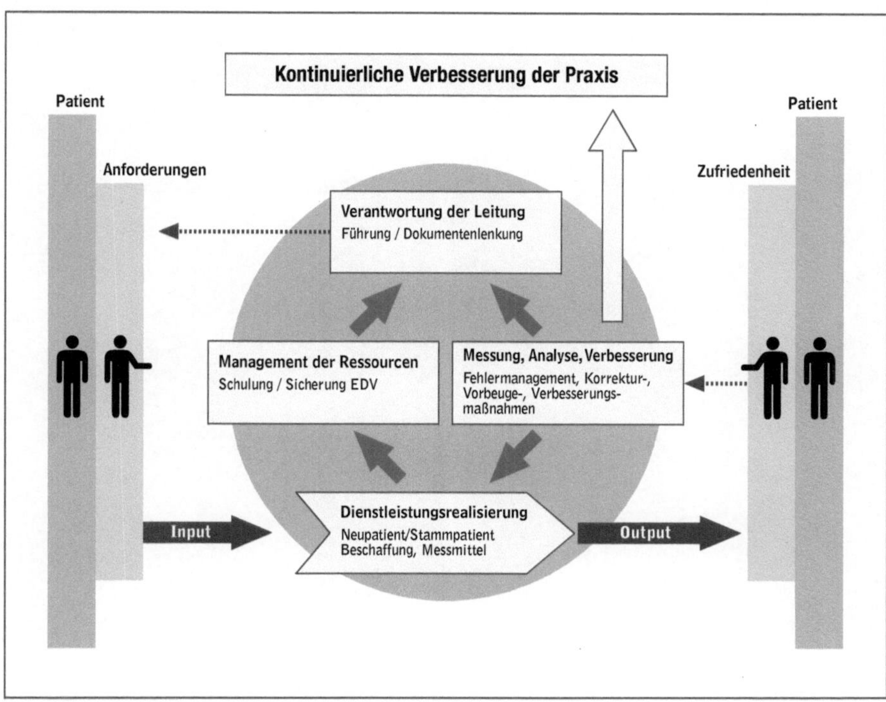

Abb. 45. Regelkreis Qualität (Prozesslandkarte)

Nachwort

Manchmal wird es noch als Zumutung angesehen, wenn ein Nichtmediziner Ratschläge erteilt, wie im Gesundheitswesen organisiert werden soll. Ich habe diese Herausforderung vor allem deshalb angenommen, weil ich so viele Menschen getroffen habe, die diese Meinung nicht teilten. Gemeinsam haben wir in vielen Organisationen schöne Erfolge erzielt.

Die Finanzierbarkeit des Gesundheitswesens wird vom Management abhängen und niemand wird sich dem entziehen können. Trotzdem verwundert es mich in vielen Bereichen noch, wie rückständig gedacht wird. Wie immer noch angenommen wird, die Zukunft wird alles verändern – nur das Gesundheitswesen, die Ärzte werden ausgenommen sein.

Ärzte, die die Herausforderung bereits angenommen haben, kämpfen vielerorts noch mit dem Neid der Kollegen. Diese meinen, dass sie den Zug der Zeit noch aufhalten können.

Der Zug fährt aber bereits mit Volldampf. Die Patienten wollen als Kunden angesehen und behandelt werden. Und es ist ihr gutes Recht. Ich sehe darin eine riesengroße Chance für Sie. Nehmen Sie sie an.

Schon Konfuzius hat gesagt: »Menschen, die nicht weit genug vorausdenken, geraten zwangsläufig in Schwierigkeiten ...«

Anhang

Muster für ein
Qualitätsmanagementhandbuch

Praxis
Dr.med.dent Karl MUSTER
D-1111 Ort, Straße 111
Telefon +49-1111-11111, Fax DW 11
Email: office@muster.com, www.muster.com

Inhaltsverzeichnis

Porträt der Praxis

Kapitel 3 Dienstleistungsrealisierung

Kapitel 4 Messung, Analyse und Verbesserung

Qualitätsmanagementhandbuch

Porträt der Praxis

Unsere Praxis wurde vor nunmehr zehn Jahren von Herrn Dr. Karl Muster gegründet. Derzeit beschäftigt die Praxis neben dem Praxisleiter einen weiteren Arzt, eine Prophylaxeassistentin, zwei zahnärztliche Assistentinnen, einen Lehrling und eine Halbtagssekretärin.
Die Praxis wird als reine Privatpraxis geführt. Alle Behandlungen werden nur nach medizinischen Erwägungen und den Bedürfnissen des Patienten abgestimmt.
Die Behandlungskosten werden entsprechend dem Aufwand den Patienten direkt in Rechnung gestellt. Den gesetzlich versicherten Patienten wird von ihren Krankenkassen nach Einreichen der Rechnung in der Regel xx % des Kassentarifes rückerstattet.
Unser Behandlungsspektrum umfaßt alle Gebiete der modernen Zahnmedizin. Wir haben in unserer Praxis ein durchdachtes, auf Vorbeugung ausgerichtetes **Gesamtbehandlungskonzept** etabliert, das darauf abzielt, die orale Gesundheit herzustellen und dauerhaft zu erhalten.

Wir legen besonderen Wert auf Prophylaxe anstelle von »Reparaturmedizin«.

1. In der ersten Phase erheben wir genaue und umfassende Befunde und Unterlagen, um eine optimale Therapieplanung zu erstellen, die alle Aspekte des Gesamtsystems berücksichtigt.
2. Die Befunde und die möglichen Behandlungsalternativen werden mit unseren Patienten ausführlich besprochen und auf individuelle Wünsche und Bedürfnisse abgestimmt. Ebenso wird die finanzielle Seite abgeklärt.
3. Die aktive Behandlung beinhaltet alle Zahnreinigungen, Vorbehandlungen und die komplette oder schrittweise Sanierung.
4. Je nach der individuellen Situation des Gebiss-Systems werden mit dem Patienten die nötigen Kontroll- und Prophylaxesitzungen festgelegt, um eine bestmögliche Erhaltung des oralen Gesundheitszustandes zu erreichen.

Mit diesem Konzept ist es möglich, Erkrankungen im Zahn-Mund-Kieferbereich vorzubeugen, sie rechtzeitig zu behandeln und nach einer Sanierung neue Schäden zu vermeiden.
Wir sehen unsere Praxis nicht nur als zahnmedizinische Praxis, sondern auch als ein modernes Dienstleistungsunternehmen, mit dem wir eine höchstmögliche Patientenzufriedenheit anstreben und den Patienten in den Mittelpunkt unseres Bemühens stellen.

Als besondere Stärken im Dienstleistungsangebot bieten wir für unsere Patienten:

- Umfangreiche Öffnungszeiten: Mo – Fr 7.00 – 19.00 Uhr, Sonder-
  vereinbarungen (Samstag- und Abendtermine) sind jederzeit möglich
- Notfall-Handy für unsere Patienten rund um die Uhr
- 6-Jahres Garantie auf Keramikrestaurationen, Kronen, Brücken und Prothesen
  unter der Voraussetzung, dass mindestens alle 6 Monate eine Recall-Sitzung
  stattfindet und der Patient die häuslichen Hygieneempfehlungen einhält.
- Praxisabholdienst für ältere Patienten
- Kindernachmittag (immer Dienstag) mit Praxisclown

Kapitel 0 Qualitätsmanagementsystem

0.1 Allgemeine Anforderungen

0.2 Dokumentationsanforderungen

0.2.2 Qualitätsmanagementhandbuch

Das Qualitätsmanagementsystem ist festgelegt und im **Managementhandbuch** beschrieben. Die Beschreibung des Qualitätsmanagementsystems dient der Darstellung der einzelnen sichernden Maßnahmen und ergibt für die internen und externen Managementbenützer den erforderlichen »roten Faden« durch das gesamte Qualitätsmanagementsystem.

Das Managementhandbuch beschreibt den Ist-Zustand des Qualitätsmanagementsystems mit der gesamten Aufbau- und Ablauforganisation und gibt Auskunft über alle qualitätssichernden Maßnahmen und Aktivitäten.
Es ist gemäß den Kapiteln der ISO 9001:2000 gegliedert und enthält die qualitätsspezifischen Aufgaben, Kompetenzen und Verantwortlichkeiten.

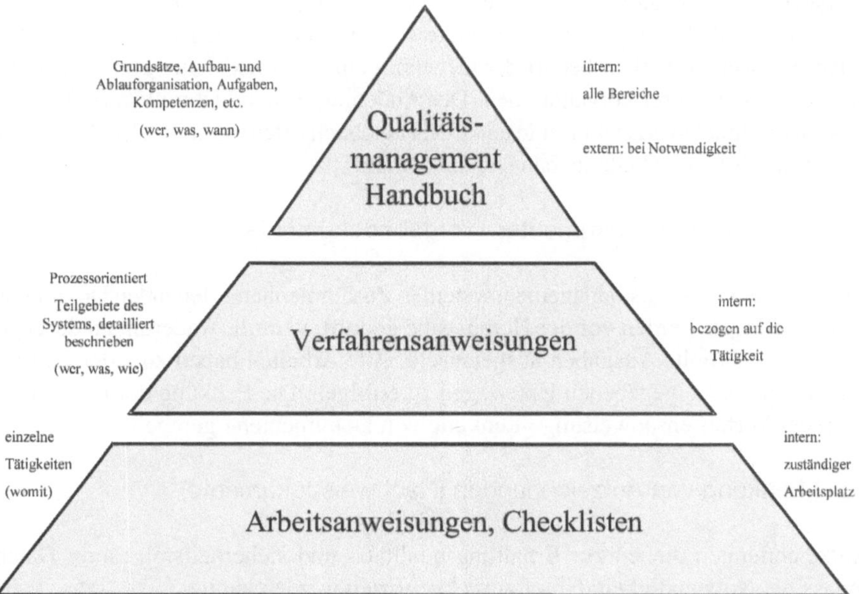

0.2.2.1 Verfahrensanweisungen

Verfahrensanweisungen werden prozessorientiert behandelt. Sie haben den Zweck, die Beherrschbarkeit der Verfahrensabläufe bzw. Prozesse zu gewährleisten und beinhalten Detailregelungen über die Zuständigkeiten, Verfahrensschritte und gegebenenfalls Mittel für übergreifende Prozesse. Die Verfahrensanweisungen haben prozess- und/oder aufgabenbezogene Gültigkeit, sie enthalten teilweise medizinisches, technisches und organisatorisches Know-how und werden grundsätzlich nicht an Dritte weitergegeben. Die Erstellung, Betreuung, Änderung und Verteilung der Verfahrensanweisungen obliegt dem Qualitätsmanager.

0.2.2.2 Arbeitsanweisungen

Die Arbeitsanweisungen sind detaillierte Beschreibungen der einzelnen Tätigkeiten und enthalten alle notwendigen Aufgaben zu deren Durchführung. Dazu gehören Checklisten, etc. Die Erstellung, Betreuung, Änderung und Verteilung der Arbeitsanweisungen obliegt dem erstellenden Mitarbeiter.

0.2.2.3   Administration des Qualitätsmanagementhandbuches

Für die Erstellung, Herausgabe und Änderung des Qualitätsmanagementhandbuches ist der Praxisinhaber verantwortlich. Durch die in der Qualitätspolitik enthaltene Verbindlichkeitserklärung der Praxisleitung ist das Handbuch in Kraft gesetzt. Handbücher, welche an externe Stellen abgegeben werden, unterliegen nicht dem Änderungsdienst und sind als Informationsexemplare gekennzeichnet. Die Herausgabe an Patienten und weitere Stellen bedarf der Genehmigung der Praxisleitung und wird ausschließlich von dieser vorgenommen. Der Änderungszustand ist mittels Änderungsversion (im Inhaltsverzeichnis und auf allen Handbuchseiten) definiert. Ein Korrekturexemplar wird vom Qualitätsmanager aufbewahrt.

0.2.3 Lenkung von Dokumenten (Vorgabedokumente)

Alle, mit dem Qualitätsmanagementsystem in Zusammenhang stehenden Dokumente und Unterlagen werden vor der Herausgabe geprüft, verteilt, Änderungen durchgeführt und überholte Ausgaben ausgetauscht. Alle Arbeiten haben zu jeder Zeit mit den aktuellen, freigegebenen Unterlagen zu erfolgen. Die Lenkung der Dokumente ist in der Verfahrensanweisung »Lenkung von Dokumenten« geregelt.

0.2.4 Lenkung von Aufzeichnungen (Nachweisdokumente)

Aufzeichnungen dienen zur Erhaltung qualitäts- und sicherheitsrelevanter Daten, sodass bei Notwendigkeit darauf zurückgegriffen werden kann.
Für die Dokumentation werden unterschiedliche Formulare verwendet. In der Dokumentenmatrix sind die entsprechenden Dokumente zusammengestellt, sie enthält

auch alle Angaben über Ersteller, Aufbewahrungsort, Aufbewahrungsstelle und Such-
begriff (Identifikation).

Mitgeltende Unterlagen:
Verfahrensanweisung »Lenkung von Dokumenten«
Dokumentenmatrix

Kapitel 1 Verantwortung der Leitung

1.1 Verpflichtung der Praxisleitung

Die Verantwortung der obersten Leitung für alle Qualitätsagenden der Praxis im
Sinne der ISO 9001:2000 trägt der Praxisinhaber:

Zu seinen Aufgaben gehören:
- Festlegung von Qualitätspolitik und Qualitätszielen
- Jährliche Bewertung des Qualitätsmanagementsystems
- Bereitstellung der erforderlichen Mittel
- Sicherstellung der Erfassung von qualitätsrelevanten Themen mit den Patienten
  mit dem Ziel der kontinuierlichen Verbesserung des Qualitätsmanagement-
  systems

Die Praxisleitung bekennt sich zu ihrer Rolle, letztverantwortlich zu sein für die
Festlegung, die Umsetzung und die Einhaltung von qualitätsspezifischen Aufgaben.
Die laufende Entwicklung und Verbesserung des Qualitätsmanagementsystems wird
vom gesamten Team angestrebt.

1.2 Patientenorientierung

Die Patientenzufriedenheit ist der Maßstab aller Aktivitäten der Praxis. Patienten-
wünsche und deren Erwartungen werden deshalb laufend erhoben und daraus resul-
tierende Verbesserungsmaßnahmen vom Team umgesetzt. Das Erhalten und Erhöhen der Patientenzufriedenheit ist oberstes Ziel der Praxis.

Die Patientenanforderungen werden erhoben durch:
- Patientenbefragung schriftlich
- Persönlicher Kontakt mit Patienten
- Aufzeichnung von Patientenbeschwerden

1.3 Qualitätspolitik

Patienten

Wir streben ein hohes Maß an Patientenzufriedenheit an. Für unsere Patienten (Kunden) machen wir Unmögliches möglich.
Unsere aufgeklärten Patienten sollen nach dem »state of the art« optimal behandelt werden. Daher legen wir besonderen Wert auf Prophylaxe anstelle von »Reparaturmedizin«.

Mitarbeiter

Unsere Mitarbeiter sind unser wichtigster Erfolgsfaktor. Wir bemühen uns um ein Klima, in dem Arbeit Freude macht. Die gegenseitige Anerkennung guter Arbeit ist für uns selbstverständlich. Mit transparenten Strukturen fördern wir Kreativität und Konfliktfähigkeit.

Praxisinhaber

Wir sind bestrebt, den wirtschaftlichen Erfolg der Praxis langfristig zu sichern. Geregelte Prozesse und der Wille zur ständigen Verbesserung helfen uns dabei.

Gesellschaft

Wir arbeiten für die »orale Gesundheit« im Sinne einer ganzheitlichen Betrachtung unserer Patienten. Durch umfassende Information der Patienten und Kollegen bemühen wir uns, ein entsprechendes Bewusstsein zu schaffen.
Mit unserer Umwelt gehen wir im Sinne der Gesellschaft verantwortungsvoll und ressourcenschonend um.

Lieferanten

Wir kommunizieren aktiv mit unseren Lieferanten und erwarten uns von ihnen eine aktive Zusammenarbeit.

Die oben angeführte Qualitätspolitik wurde mit den Mitarbeitern gemeinsam erarbeitet und dadurch vom gesamten Team verstanden und getragen. Die Angemessenheit der Qualitätspolitik wird jährlich im Zuge des Managementreviews überprüft.

1.4 Planung

1.4.1 Qualitätsziele

Vom Praxisinhaber werden jährlich schriftliche Qualitätsziele erstellt. Allen Mitarbeitern der Praxis ist bewusst, dass nur mit messbaren Zielen eine ständige Verbesserung erreicht werden kann.
Die Ziele stehen im Einklang mit der Qualitätspolitik und werden in regelmäßigen Abständen (halbjährlich) auf ihre Erreichung von der Praxisleitung überprüft sowie dem gesamten Team präsentiert.

1.4.2 Planung des Qualitätsmanagementsystems

Zur Erreichung der Qualitätsziele wird vom Praxisinhaber ein Planung erstellt. Das Ergebnis dieser Planung wird dokumentiert. Verbesserungsvorschläge zur Qualitätssteigerung werden im Team erarbeitet. Diese werden mit der Praxisleitung besprochen. Die für das Erreichen der Qualitätsziele bzw. der Verbesserungsmaßnahmen benötigten Mittel werden von der Praxisleitung bereitgestellt. Die Planung basiert auf der Verpflichtung zur kontinuierlichen Verbesserung der Organisation.

1.5 Verantwortung, Befugnis und Kommunikation

1.5.1 Verantwortung und Befugnis

Die Aufgaben- und Verantwortungsbereiche sind in den Stellenbeschreibungen der Mitarbeiter schriftlich festgelegt und bekannt gemacht. Vertretungen sind grundsätzlich in den Stellenbeschreibungen festgelegt. Wenn keine dezitierte Vertretung festgelegt wurde, wird die Funktion von der in der Praxishierarchie vorgesetzten Stelle wahrgenommen.

1.5.2 Beauftragter der obersten Leitung

Die Funktion des Beauftragten der obersten Leitung wird vom Praxisinhaber wahrgenommen.
Dementsprechend ist er auch verantwortlich für:
- Sicherstellung und Umsetzung der Qualitätspolitik
- Bewertung des Managementsystems
- Förderung des Bewusstseins der Patientenforderungen
- Sicherstellung und Umsetzung, daß Prozesse aufrechterhalten werden
- Permanente Weiterentwicklung des Qualitätsmanagementsystems
- Einführen und Aufrechterhalten eines kontinuierlichen Verbesserungsprozesses (KVP)

1.5.3 Interne Kommunikation

Information und Kommunikation innerhalb der Praxis zwischen den verschiedenen Ebenen und Funktionsbereichen ist eine grundlegende Ressource und wichtig für Entscheidungsfindungen. Besprechungen und Meetings finden daher regelmäßig und anlassbezogen statt. Auf Grund der Praxisgröße wird eine offene Kommunikation von der Praxisleitung unterstützt und gefördert.
Eine fixe Besprechung findet alle zwei Wochen mit allen Mitarbeitern statt. Eine Besprechung der Ärzte mit den Prophylaxe-Assistentinnen findet monatlich einmal

statt. Die Besprechungen werden kurz in Besprechungsprotokollen dokumentiert. Zur Kommunikation zwischen Ärzten, Team und Sekretariat wird auch das Intranet genutzt. Aufträge und Erledigungsmeldungen sind so leicht verwaltbar und nachvollziehbar. Anrufe für die Ärzte werden von jedem Mitarbeiter umgehend per Mail mitgeteilt.
Die Post wird mittels Postmappe den Ärzten überbracht und von diesen nach Durchsicht bzw. Erledigung wieder dem Sekretariat retourniert.
Information an das Team erfolgen im Zuge der Teambesprechungen bzw. durch Anschlag auf dem Info-Board.

1.6 Managementbewertung

Die Bewertung von Wirksamkeit und Nutzen und Angemessenheit des Qualitätsmanagementsystems erfolgt jährlich durch die Praxisleitung.

1.6.1 Eingaben für die Bewertung

Die Bewertungen erfolgen lt. Verfahrensanweisung »Bewertung des Qualitätsmanagementsystems« durch die Praxisleitung.

1.6.2 Ergebnisse der Bewertung

Der Bewertungsbericht enthält die Zielsetzungen bzw. bei Abweichungen die zu treffenden Maßnahmen für das folgende Jahr. Dienstleistungsverbesserungen in Bezug auf Patientenforderungen fließen in die schriftlichen Bewertungen ein.

Mitgeltende Unterlagen:
Stellenbeschreibungen
Verfahrensanweisung »Bewertung des Qualitätsmanagementsystems«

Kapitel 2 Management von Ressourcen

2.1 Bereitstellung von Ressourcen

Die Mittel zur Durchsetzung und Verwirklichung der Strategien und Ziele der Praxis werden ermittelt und durch die Praxisleitung zur Verfügung gestellt. Besondere Berücksichtigung findet die Patientenzufriedenheit.

2.2 Personelle Ressourcen

2.2.1 Einbeziehung von Menschen

Die Einbeziehung der Menschen ist oberste Führungsaufgabe in unserer Praxis. Die Praxisleitung bemüht sich um die Schaffung eines Klimas, in dem Leistung und medizinische und technische Innovation erbracht werden. Eine offene Kommunikation trägt zur ständigen Verbesserung des Systems bei. Bei der Ernennung von Personal wird auf Ausbildung, Qualifikation, Erfahrung und Persönlichkeit Wert gelegt. Im Falle von Neueinstellungen wird nie ohne Einbeziehung des Teams entschieden.

2.2.2 Schulung

Der Aus- und Weiterbildungsbedarf wird von der Praxisleitung einmal jährlich im Zuge der Erhebung der Mitarbeiterzufriedenheit schriftlich ermittelt. Durch die Schulungsmaßnahmen wird sichergestellt, dass die Mitarbeiter der Praxis für die Erfüllung ihrer Aufgaben über das nötige Wissen und Können verfügen.
Die Schulungen der Mitarbeiter werden geplant und durch interne und externe Stellen durchgeführt. Als Grundlage dient der jährliche Schulungsplan, welcher durch den Praxisinhaber nach der oben angeführten schriftlichen Bedarfserhebung erstellt wird. Die Praxisleitung informiert sich über die Realisierung und den Erfolg bzw. die Wirksamkeit der Schulungsaktivitäten bei den Mitarbeitern.
Die Einschulung von neuen Mitarbeitern wird durch fachkompetente Vorgesetzte oder Mitarbeiter durchgeführt (Arbeitsanweisung »Einführung neue Mitarbeiter«). Die Einführung in das Qualitätsmanagementsystem erfolgt durch den Qualitätsmanager.

2.2.2.1 Dokumentation der Schulungen

Alle internen und externen Schulungsnachweise werden im Sekretariat aufbewahrt. Schulungsbewertungen werden nur bei externen Schulungen durchgeführt.

2.2.2.2 Unterweisungen

Für eine ausreichende Unterweisung der Arbeitnehmer betreffend Sicherheit und Gesundheitsschutz ist der Praxisinhaber verantwortlich. Die Unterweisungen erfolgen mindestens einmal jährlich mittels der Checkliste »Sicherheitsunterweisung« und werden schriftlich protokolliert.

2.3 Infrastruktur

Die zur Erfüllung der Dienstleistung notwendigen Einrichtungen (Behandlungsräume, medizinische Geräte, Laboreinrichtungen etc.) werden von dem Praxisinhaber bereitgestellt und deren Funktion aufrechterhalten. Die Wartung und Prüfung der Einrichtungen erfolgt durch das Praxisteam.

2.3.1 EDV

Die tägliche Sicherung der EDV erfolgt durch das Sekretariat lt. Arbeitsanweisung »EDV-Sicherung«.

2.4 Arbeitsumgebung

Die Arbeitsplätze wurden evaluiert.

2.5 Informationspolitik

Wir sind bestrebt, unseren Patienten einen hohen Grad an Information zu bieten. Laufend sind Bemühungen im Gange, durch aktuelle Broschüren und Informationsblätter unsere Patienten zu informieren.

- Homepage im Internet (www.muster.de)
- Praxisbroschüre
- Informationsblätter zu verschiedenen Fragestellungen

Mitgeltende Unterlagen:
Arbeitsanweisung »Einführung neuer Mitarbeiter«
Checkliste »Sicherheitsunterweisung«
Arbeitsanweisung »Wartung«
Arbeitsanweisung »EDV-Sicherung«

Kapitel 3 Dienstleistungsrealisierung

3.1 Planung der Dienstleistungsrealisierung

Die Kernprozesse der Praxis wurden identifiziert. Der Praxisinhaber plant die Prozesse und hat sich gemeinsam mit dem Team im Rahmen der Qualitätspolitik Ziele für die Prozesse vorgenommen. Die Prozesskennzahlen, anhand derer die Effizienz und die ständige Verbesserung der Prozesse gemessen wird, wurden erarbeitet. Die Verantwortung für die erforderliche Dokumentation der Prozesse liegt beim Praxisinhaber.

3.2 Patientenbezogene Prozesse

3.2.1 Ermittlung der Patientenforderungen

Die Ermittlung der Patientenforderungen erfolgt laufend durch den persönlichen Kontakt der Ärzte und allen Mitarbeiterinnen der Praxis. Darüber hinaus wird mittels eines Fragebogens, der an Patienten in der Praxis verteilt wird, die Patientenzufriedenheit erhoben. Diese Patientenbefragung erfolgt alle 2 Jahre.

3.2.2 Bewertung der Dienstleistungsforderung

Die Überprüfung der Erfüllbarkeit der Patientenanfragen wird von den Ärzten durchgeführt.

3.2.3 Kommunikation mit dem Patienten

Die Mitarbeiter und die Praxisleitung verpflichten sich zu einem laufenden Dialog mit den Patienten. Im Mittelpunkt steht dabei der Gedanke, gemeinsam eine Kultur der ständigen Verbesserung zu erreichen. Patientenbeschwerden werden über das Fehlermeldeblatt erfasst und bearbeitet. Im Beschwerdefall ist dem behandelnden Arzt unverzüglich das Fehlermeldeblatt zu übermitteln. Die Erledigung von Patientenbeschwerden erfolgt durch den Arzt bzw. unter seiner Kontrolle.

3.3 Forschung

In unserer Praxis wird keine Forschung im Sinne der ISO 9001 betrieben.

3.4 Beschaffung

3.4.1 Beschaffungsprozess

Der Beschaffungsprozess ist in der Verfahrensanweisung »Beschaffung« geregelt. Durch die systematische Erstbeurteilung und die laufende Bewertung der Lieferanten wird sichergestellt, dass nur Lieferanten ausgewählt werden, die den qualitätsbezogenen Anforderungen entsprechen.

3.4.1.1 Lieferantenauswahl bzw. -bewertung

Lieferantenauswahl
Erstlieferanten werden nach festgelegten Auswahlkriterien mittels Checkliste miteinander verglichen. Eignen sich nach den vorgegebenen Kriterien mehrere Lieferanten gleich gut, liegt die endgültige Auswahl bei der Praxisleitung.

Lieferantenbewertung
Die Bewertung des Lieferanten erfolgt periodisch alle zwei Jahre. Die Bewertung wird von der Praxisleitung durchgeführt.
Je nach Ergebnis werden von der Praxisleitung entsprechende Maßnahmen veranlasst (zum Beispiel Ausscheiden eines Lieferanten etc.) Die Bewertungen werden in der Verfahrensanweisung »Lieferantenbewertung« geregelt.

3.4.2 Beschaffungsangaben

Die Beschaffungsunterlagen enthalten alle qualitäts- und sicherheitsbezogenen Angaben, die zu einer einwandfreien und vollständigen Lieferung durch den Lieferanten notwendig sind. Die Bedarfsmeldung an die Beschaffungsverantwortliche erfolgt mündlich oder mittels E-Mail. Diese Bedarfsmeldung enthält je nach Erfordernis außer den qualitäts- und sicherheitsbezogenen Forderungen u.a. Angaben über Artikelnummer, letzte Bestellung, gewünschter Lieferant, Liefertermin, genaue Angaben über das Produkt, eventuelle Bezeichnung des Lieferanten, Verpackungseinheit usw. Es wird der Halbjahresbedarf als Normalbestellmenge festgelegt.

3.4.3 Verifizierung von beschafften Produkten (=Überprüfung des Wareneinganges)

Die Überprüfung der beschafften Waren (Büroartikel und medizinische Bedarfsgüter) mit der Bestellung obliegt der Bestellungsverantwortlichen lt. Checkliste »Wareneingang«. Diese bestätigt mit ihrer Unterschrift am Lieferschein die ordnungsgemäße Lieferung.

3.5 Dienstleistungserbringung

3.5.1 Lenkung der Dienstleistungserbringung

Um die Erfordernisse und Erwartungen der Patienten bei der Behandlung in der Praxis sicherzustellen, wurden und werden Verfahrens- und Arbeitsanweisungen sowie Checklisten erstellt.
Insgesamt haben sich für die Praxis zwei Hauptprozesse herausgegliedert:

3.5.1.1 VA Neupatient

In dieser Verfahrensanweisung werden alle wesentlichen und relevanten Schritte vom Erstkontakt des Neupatienten bis hin zum Abschluss einer Behandlung und der Festlegung eines Recallintervalls festgelegt.

3.5.1.2 VA Stammpatient

In dieser Verfahrensanweisung werden alle wesentlichen und relevanten Schritte vom Erstkontakt eines Stammpatienten bis hin zum Abschluss einer Behandlung und der Festlegung eines Recallintervalls festgelegt.

3.5.2 Prozessvalidierung

Sämtliche Prozesse werden geplant und validiert. Die Validierung der Prozesse erfolgt gemäß 3.1 im Rahmen von Besprechungen im Team. Durch die laufende Qualitätsplanung erfolgt hier ein ständiges Controlling.

3.5.3 Kennzeichnung und Rückverfolgbarkeit

Die Rückverfolgbarkeit bzw. Nachvollziehbarkeit bei diversen Dienstleistungen und Behandlungen ist durch die eingesetzten Verfahren sichergestellt. Die Rückverfolgbarkeit und deren Dokumentation basiert entweder auf einer rechtlichen Grundlage (z.B. Ärztegesetz, Vorschrift der Gesundheitsbehörde, Arzneimittelgesetz, etc.) oder auf einer freiwilligen Verpflichtung.
Das angewendete Kennzeichnungs- und Zuordnungssystem macht jede Maßnahme, Anordnung und Ausführung zu jedem Zeitpunkt verwechslungsfrei nachvollziehbar. Das Instrument für die lückenlose Rückverfolgbarkeit ist die EDV-Patientenkartei. Unter anderem sind in dieser alle erhobenen Befunde, verordnete Medikamente und eventuell ihre Dosierung zu vermerken.

3.5.4 Eigentum des Patienten

Produkte des Patienten (Heilbehelfe, Zahnprothesen) werden mit der entsprechenden Sorgfalt angenommen, gelagert und gehandhabt. Alle für die Durchführung einer

Behandlung bzw. Untersuchung notwendigen, vom Patienten beigestellten Produkte werden lt. Checkliste »Umgang mit Patienteneigentum« behandelt. Bei Verlust oder Beschädigung eines beigestellten Produktes wird der Patient sofort informiert. Diese Information wird dokumentiert. Eventuelle Haftungs- und Versicherungsfragen bei Schadenersatzansprüchen werden im Sinne des Patienten rasch geklärt.

3.6 Lenkung von Überwachungs- und Messmitteln

Durch die systematisch festgelegte Überwachung der in der Praxis benützten Gegenstände und Gerätschaften, mit denen medizinisch relevante Ergebnisse erzielt werden, ist sichergestellt, dass diese während ihrer Verwendung den vorgegebenen Erfordernissen genügen.
Die Verfahrensanweisung »Prüfmittel« enthält in tabellarischer Form die Liste der verwendeten Geräte und Prüfmittel, die spezifischen Gerätewartungen, sowie die Intervalle, in denen zu überprüfen ist. Die Verantwortung für die Überprüfung trägt der Qualitätsmanager. Die Intervalle der Überprüfungen richten sich nach den Angaben der Hersteller, den gesetzlichen Auflagen oder werden aufgrund von Erfahrungen individuell festgelegt.

Mitgeltende Unterlagen:
Verfahrensanweisung »Neupatient«
Verfahrensanweisung »Stammpatient«
Arbeitsanweisungen für Behandlungen
Checklisten für Behandlungen
Checkliste »Umgang mit Patienteneigentum«
Verfahrensanweisung »Beschaffung«
Verfahrensanweisung Lieferantenbewertung
Checkliste »Lieferantenauswahl«
Checkliste »Wareneingang«
Verfahrensanweisung »Prüfmittel«
Arbeitsanweisung Wartungen

Kapitel 4 Messung, Analyse und Verbesserung

Durch das Einführen eines kontinuierlichen Verbesserungsprozesses, das Fehlermanagement sowie die Ermittlung von Prozesskennzahlen werden die Prozesse laufend überwacht und bewertet.

4.1 Planung

Die Praxisleitung und das gesamte Team planen und implementieren Messgrößen in ihren Abläufen. Dadurch wird gewährleistet, dass die Konformität der Leistungen sowie die Einleitung von Verbesserungen jederzeit sichergestellt ist.

4.1.1 Statistische Verfahren

Statistische Methoden werden angewendet, um Tendenzen in den Prozessabläufen o. ä. erkennen zu lassen und darauf zu reagieren. Weiters dienen sie der Quantifizierung und Formulierung von Zielvorgaben – schwerpunktmäßig in den patientenorientierten Prozessen. Die angewendeten Statistiken bilden einen wesentlichen Dateninput für alle Besprechungen im Team. Die Entscheidung über die Führung (Notwendigkeitsprüfung) von Statistiken liegt beim Praxisinhaber.

4.2 Messung und Überwachung

4.2.1 Patientenzufriedenheit

Die Ermittlung der Patientenzufriedenheit ist ein laufender Prozess, der mittels persönlichem Gespräch mit dem Patienten und alle zwei Jahre mittels schriftlicher Umfragen ermittelt wird. In dieser Umfrage werden die Patienten gebeten, eine Bewertung in den verschiedensten Teilkriterien durchzuführen.
Die Ergebnisse der Patientenzufriedenheitsumfragen fließen in die Besprechungen des gesamten Teams mit ein.

4.2.2 Internes Audit

Interne Audits stellen das Funktionieren und die Zweckmäßigkeit des Qualitätsmanagementsystems sicher. Mängel und Abweichungen werden festgestellt, korrigiert und die Wirksamkeit der Korrekturen überprüft. Die Ergebnisse der internen Audits dienen der Praxisleitung unter anderem als Basis für die Bewertung und zur ständigen Verbesserung des Qualitätsmanagementsystems.

4.2.2.1 Auditorenqualifikation

Die Auditoren müssen Detailkenntnisse der ISO 9001 sowie über den Inhalt des gesamten Qualitätsmanagementsystems, repräsentiert durch das Qualitätsmanagementhandbuch, Verfahrens- und Arbeitsanweisungen und dergleichen, aufweisen.

Die Qualifikation kann auf zwei Arten erfolgen:

- Teilnahme an einer adäquaten Ausbildung
- Teilnahme an drei internen oder externen Audits als Begleiter

4.2.2.2 Auditplanung

Die internen Audits werden gemäß einem einmal jährlich zu erstellenden Auditplan durchgeführt. Dadurch wird sichergestellt, dass jährlich das gesamte Qualitätsmanagementsystem auf Stärken und Schwächen überprüft wird.
Der Auditplan legt den zeitlichen Ablauf fest und wird jährlich vom Qualitätsmanager erstellt.

Dabei werden folgende Informationen verwendet:
- Ergebnis von vorangegangenen Audits
- Fehlermeldungen
- KVP (kontinuierlicher Verbesserungsprozess)
- Organisationsänderungen
- Änderungen des Qualitätsmanagementsystems
- Sonstige Informationen des Auditors über den zu auditierenden Bereich

4.2.2.3 Berichterstattung

Das Ergebnis eines jeden Audits (Stärken und Schwächen) wird im Auditbericht dokumentiert. Die Schwachstellen werden vom Auditor in Abstimmung mit der auditierten Stelle formuliert. Die Korrekturmaßnahmen mit der Verantwortlichkeit für die Durchführung werden von der auditierten Stelle festgelegt, im Auditbericht eingetragen und dem Auditor zur Kenntnis gebracht. Die Überwachung der einzelnen Korrekturmaßnahmen obliegt dem Auditor.

4.2.3 Überwachung und Messung von Prozessen

Die Praxisleitung hat zur Messung und Überwachung der wertschöpfenden Prozesse der Praxis Kennzahlen festgelegt. Diese Kennzahlen werden halbjährlich ausgewertet, bei Notwendigkeit werden Korrekturmaßnahmen eingeleitet. Die kontinuierliche Verbesserung der Prozesse kann dadurch jederzeit überprüft werden.

4.2.4 Überwachung und Messung von Produkten

4.2.4.1 Prüfverfahren

Die Qualität der zahntechnischen Arbeiten und der zahnärztlichen Tätigkeiten müssen den geltenden Richtlinien der diversen Fachgesellschaften entsprechen.

4.3 Fehlermanagement

Fehler und Unfälle werden in allen Phasen und Abläufen so früh wie möglich erfasst und die weitere Behandlung des Fehlers festgelegt. Der Umgang mit Fehlern in der Praxis ist in der Arbeitsanweisung »Fehlermanagement« beschrieben. Wir sehen Fehler als klare Chance zur Verbesserung an.
Fehler können bei jeder Arbeit auftreten. Jeder Mitarbeiter ist für die Qualität seiner Arbeit verantwortlich. Er ist somit verpflichtet, jeden entdeckten Fehler zu dokumentieren und ihn gegebenenfalls an die Praxisleitung zu melden.
Patientenreklamationen, gleich welcher Art, werden über das Fehlermanagement abgehandelt und werden von jedem Mitarbeiter auf einem Fehlermeldeblatt dokumentiert. Patientenreklamationen sind »Chefsache« – d.h. jede Reklamation ist an die Praxisleitung zu melden.
Die Fehlermeldeblätter werden vom Qualitätsmanager halbjährlich ausgewertet. Die Anzahl der Beanstandungen bzw. Fehlleistungen und deren finanzielle Auswirkungen sind eine wichtige Eingabe bei der jährlichen Bewertung des Qualitätsmanagementsystems.

4.4 Datenanalyse

Die im Qualitätsmanagementsystem erfassten Daten werden regelmäßig analysiert. Im besonderen schließt dies ein: Kundenzufriedenheit, Prozessmerkmale und deren Trends. Die Analyse der Daten erfolgt durch die Praxisleitung. Gemeinsam mit dem Team wird anhand der analysierten Daten nach möglichen Verbesserungen gesucht.

4.5 Verbesserung

4.5.1 Planung der ständigen Verbesserung

Die Verbesserung und Weiterentwicklung von Prozessen ist ein zentraler Teil des Qualitätsmanagementsystems. Das Erkennen und Aufzeigen von Verbesserungspotentialen ist Verpflichtung für jeden Mitarbeiter.
Die Auswertung der Prozesskennzahlen erfolgt mindestens einmal halbjährlich durch die Praxisleitung.

4.5.2 Korrekturmaßnahmen

Je später ein Fehler erkannt wird, um so kostenintensiver ist er. Deshalb gilt es, die Fehler die entstanden sind, so früh wie möglich zu erkennen und zu beseitigen. Durch die systematische Analyse von Fehlern und Unfällen werden Korrekturmaßnahmen festgelegt und eingeleitet, die eine Wiederholung des Fehlers ausschließen sollen.

4.5.2.1 Fehleranalyse

Die festgestellten Fehler werden auf ihre Ursache untersucht, dies wird in der Regel vom Qualitätsmanager durchgeführt.

4.5.2.2 Einleitung von Korrekturmaßnahmen

Die Fehlermeldeblätter, als Grundlage für die Erarbeitung von präventiven Korrekturmaßnahmen, werden in einem Ordner gesammelt und halbjährlich auf Fehlerhäufungen der selben Art analysiert. Für die Durchführung dieser Analyse ist der Qualitätsmanager verantwortlich.

Die im betroffenen Team erarbeiteten Korrekturmaßnahmen werden unter seiner Leitung umgesetzt und auf Korrekturblättern dokumentiert.

4.5.2.3 Überprüfung von eingeleiteten Korrekturmaßnahmen

Die eingeleiteten Korrekturmaßnahmen werden vom Qualitätsmanager auf ihre Wirksamkeit überprüft. Als Überwachungsinstrument dienen die halbjährlichen Fehlerzusammenfassungen, welche Wiederholfehler ersichtlich machen. Bei kostenintensiveren Korrekturmaßnahmen erfolgt eine Überprüfung mittels internem Audit.

4.5.3 Vorbeugemaßnahmen

In Teambesprechungen werden potentielle Fehlerursachen bei Patientenreklamationen, Dienstleistungen und Unfällen analysiert und Vorbeugemaßnahmen getroffen.

Mitgeltende Unterlagen:
Arbeitsanweisung »Fehlermanagement«
Fehlermeldeblatt
Fehlersammelliste
Korrektur- und Vorbeugeblatt

Sachverzeichnis